우리 몸은
아직
원시시대

우리 몸은 아직 원시시대

1판 1쇄 발행 2017. 4. 10.
1판 2쇄 발행 2017. 7. 11.

지은이 권용철

발행인 김강유
편집 조혜영 | 디자인 조명이
발행처 김영사
등록 1979년 5월 17일(제406-2003-036호)
주소 경기도 파주시 문발로 197(문발동) 우편번호 10881
전화 마케팅부 031)955-3100, 편집부 031)955-3250 | 팩스 031)955-3111

값은 뒤표지에 있습니다. ISBN 978-89-349-7778-0 03510

독자 의견 전화 031)955-3200
홈페이지 www.gimmyoung.com   카페 cafe.naver.com/gimmyoung
페이스북 facebook.com/gybooks   이메일 bestbook@gimmyoung.com

좋은 독자가 좋은 책을 만듭니다.
김영사는 독자 여러분의 의견에 항상 귀 기울이고 있습니다.

이 도서의 국립중앙도서관 출판시도서목록(CIP)은 서지정보유통지원시스템 홈페이지
(http://seoji.nl.go.kr)와 국가자료공동목록시스템(http://www.nl.go.kr/kolisnet)에서
이용하실 수 있습니다.(CIP제어번호 : CIP2017008183)

진화의학자 로빈 박사의 특별한 건강 상담소

우리 몸은
아직
원시시대

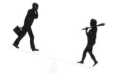

권용철 지음

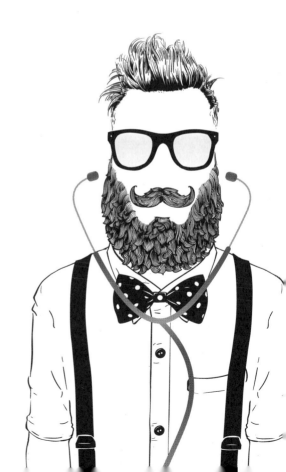

김영사

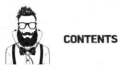

CONTENTS

우리 몸과 어떻게 타협하며 살 것인가
체온 조절의 중요성과 임신의 갖가지 문제들

Part 3

무엇을 어떻게 먹을 것인가
다이어트와 올바른 음식 섭취법

Part 4

마음으로 유전자 스위치를 다스린다
우리의 크고 작은 마음 문제들

우리는
왜 아픈가

요즘은 건강에 대한 정보가 적거나 상식이 부족해서 건강을 제대로 관리 못하지 않습니다. 오히려 넘치는 정보로 인해 건강을 해치는 경우가 많습니다. 인터넷과 TV에 넘쳐나는 수많은 정보와 건강 상식이 우리를 혼란하게 합니다. 예를 들어 아주 고용량의 비타민 C가 암 예방과 독감 예방에 유익하다는 정보가 있는가 하면, 반대로 비타민 C가 다른 장기에 치명적인 해를 줄 수 있다는 정보도 있습니다. 건강에 대한 상반된 논문들이 수도 없이 쏟아져 나오고 있습니다. 그러나 전문가들이 수년간의 치밀한 연구 끝에 내놓은 결과이기에 선뜻 이의를 제기하기도 어렵습니다. 그렇다면 도대체 어떤 것을 따라야 하는 걸까요? 솔직히 말하자면, 의사인 저도 혼란스럽기는 마찬가지입니다.

인체를 바라보는 방법은 매우 다양합니다. 동양의학이냐 서양의학이냐, 통합적인 측면으로 바라보느냐 아니면 과학적인 정밀한 분석으로 바라보느냐에 따라 많이 다릅니다. 실제로 이런 여러 시각들이 건강에 대한 다양한 연구 결과들을 도출하고 있기에, 모두 필요하다고 생각합니다.

이 책은 건강에 대한 여러 시각 중에서, 인간이 환경에 따라 어떻게 변화하고 어떻게 적응하며 어떻게 살아남는가, 라는 관점에서 건강을 바라보려고 합니다. 이런 관점에서 바라보면, 편향된 시각에서 벗어나 건강에 대해 보다 근원적인 안목을 갖출 수 있습니다. 이 주장이 옳다 그르다, 저 주장이 옳다 그르다를 말하는 것이 아니라 많은 사람들이 건강에 대해 확장된 안목을 갖게 되기를 바라는 것입니다. 나아가 이런 안목을 통해 올바른 건강 정보를 스스로 판단하고, 스스로 결정할 수 있는 능력을 갖게 되기를 희망하면서 이 책을 썼습니다.

바닷가에서 오래 살아온 민족과 육지에서 오래 살아온 민족은 식성과 신체 기능이 확연히 다릅니다. 저는 어릴 때 경북 안동에서도 한참 들어가는 내륙 오지에 살았습니다. 그곳에서는 생선을 보기가 참 어려웠습니다. 냉장 기술이 발달하지 않았던 시절에 내륙 깊숙이까지 생선이 들어온다는 것은 참으로 어려운 일이었기 때문입니다. 사람들은 싱싱한 생물 고등어를 경상도 내륙 오지까지 들일 수 있는 방법을 찾다가, 고등어가 상하지 않게 염장을 하는 방법을 찾아냅니다. 이때 소금이 너무 많아 짜지 않으면서도 상하지 않을 만큼 적절히 간을 하는 노하우가 필요했을 것입니다. 이런 환경 속에서 안동의 간고등어가 유명해질 수밖에 없게 된 것이지요.

수백 년 동안 소금을 섭취하면서 적응한 사람들과 그렇지 않은 사람들은 인체의 적응 기전이 다를 수밖에 없습니다. 인체는 사는 지형, 그리고 사는 환경에 맞게 적응하여 생존합니다. 이것을 우리는 적응의학이라고 부릅니다. 서양에서는 진화의학이라는 이름으로 부르기도 하고 다윈의학이라고도 부릅니다.

진화의학이 종교적인 측면으로 해석되기를 바라지 않습니다. 진화의학은 창조나 진화가 중요한 것이 아니라, 우리가 환경에 어떻게 적응해 살아남았는지를 보는 것입니다. 이렇듯 다르게 적응해온 인체에 동일한 치료 방법이나, 동일한 건강 관리법을 적용하는 것은 큰 문제를 일으킬 수 있습니다.

예를 한 가지 들겠습니다. 북극이나 남극에 가까운 지방으로 갈수록 기온이 떨어집니다. 이때 차가운 공기는 인체에 해를 끼치는데, 특히 폐에 치명적인 상처를 입힙니다. 이곳의 사람들은 혹한의 겨울에 폐를 보호하도록 적응하지 못했다면 아마도 살아남지 못했을 것입니다. 이들의 몸은 바깥으로부터 들어오는 공기를 따뜻하게 데워 가능하면 폐 세포에 상처를 줄이기 위한 방향으로 적응하게 됩니다. 이를 위해 공기가 지나가는 통로를 길게 하여 차가운 공기를 데울 수 있도록 적응을 합니다. 콧구멍은 좁고 높게, 반면 코는 길어지는 것이 공기를 데우는 데 유리합니다. 이것이 바로 추운 지방에 사는 북유럽인들의 코가 높고 길어진 이유입니다. 반면에 동남아시아 더운 지방에서 수만 년을 산 사람들은 따뜻한 공기를 한 번 더 데워 몸속에 들여보낼 필요가 없습니다. 그래서 콧구멍의 크기가 넓고 코의 길이가 짧아졌습니다. 다시 말해, 이런 식으로 인체는 각자가 살아온 환경에 맞춰 적응해온 것입니다. 외형적인 것뿐만 아니라 장기의 모양과 기능 또한 민족에 따라 다르다는 것이 이미 증명되어 있습니다.

애벌레는 나중에 나비로 탈바꿈하는데, 애벌레의 유전자와 나비의 유전자는 완벽히 일치합니다. 똑같은 유전자를 가졌는데 어떤 환경에서는 애벌레가 되고 어떤 환경에서는 나비가 되는 것이지요. 올챙이와 개구리 역시 똑같은 유전자를 가지고 있는데도 불구하고, 처음에는 올챙이였다가 어떤 유전자 스위치가 꺼져 꼬리가 떨어지고 다리가 생겨나 개구리가 됩니다. 유전자는 똑같지만 유전자를 조작하는 스위치의 온-오프에 따라 모양이 완전히 달라진다는 것을 알 수 있습니다.

우리의 일상에서도 유전자 스위치에 영향을 미치는 것들에 대해 생각해볼 필요가 있습니다. 이미 많은 식품에서 이런 역할을 하는 성분들이 밝혀지고 있습니다. 예를 들면 치즈에 있는 성분 중 뷰티르산나트륨, 브로콜리에 들어 있는 설포라판, 마늘에 들어 있는 디알릴설파이드가 인간의 유전자 스위치 작동에 중요한 영향을 미치는 것으로 알려져 있습니다. 이 음식을 먹으면 먼저 대장 내에 있는 세균들이 음식을 분해하는데, 이 분해를 통해 뷰티르산이라는 성분이 만들어지고, 이 뷰티르산에 의해 암 억제 유전자가 켜집니다. 그 결과 대장 세포가 암세포로 변할 위험을 줄인다고 알려져 있습니다.

아이슬란드에 '아밀로이드 혈관병증'이라는 발음하기도 어려운 희귀한 유전병이 있는데, 이 병에 걸리면 어린 나이에 뇌졸중으로 사망하게 됩니다. 재미있는 사실 한 가지는, 과거 기록을 보면 1800년대에 이 병을 앓았던 사람들은 약 60세까지도 살았는데, 20세기에 들어서면서 이 병에 걸리면 30살이 채 안 되어 사망하게 됩니다. 그 이유가 무엇인지 케임브리지대학교에서 조사를 했더니, 식습관과 관계가 있었습니다. 과거에 말린 생선과 발효 버터를 전통적으로 먹어왔던 사람들이 20세기에 들어 현대화된 음식을 먹기 시작하면서 수명이 짧아진 것입니다. 이 유전병을 앓고 있더라도 말린 생선이나 발효 버터를 먹으면 혈관병이나 뇌졸중을 일으키는 유전자 스위치가 꺼져 60세까지 살 수 있었지만, 식단이 바뀌면서 이 유전자 스위치가 계속 켜져 있게 된 것이지요.

꿀벌도 이와 아주 유사한 현상을 보입니다. 실제로 일벌과 여왕벌의 유전자는 똑같지만, 로열 젤리를 먹으면 일벌이 여왕벌이 된다는 연구가 있습니다. 오스트레일리아국립대학교의 한 교수가 낸 논문에 따르면, 꿀벌 애벌레에는 dnmt3이라는 유전자 스위치가 있는데, 이 유전자 스위치를 꺼버리면 여왕벌이 된다고 합니다. 결국 로열 젤리가 꿀벌의 유전자 스위치에 영향을 미치고 있는 것입니다.

이렇듯 우리가 먹는 음식, 우리의 생활 습관들이 유전자 스위치를 조종함으로써 신체의 기능과 질병에 많은 영향을 끼치고 있습니다.

수많은 동식물은 살아남기 위한 다양한 방법들과 노하우를 가지고 있습니다. 그것이 없었다면 결코 지금까지 살아남지 못했을 것입니다. 이런 적응 과정들을 무시하고 질병만 들여다본 뒤 치료한다면 극히 일부분만을 치료하는 것과 같습니다. 똑같은 감기에 걸렸더라도, 추운 지방에서 적응한 유전자를 가진 사람과 더운 지방에서 적응한 유전자를 가진 사람의 처방법은 달라질 수밖에 없다는 것이 진화의학의 논리입니다.

우리가 어떤 체질과 어떤 유전자형을 가지고 있는지 알고, 그에 맞는 건강관리를 해야 한다는 것을 이 책에서 중점적으로 이야기하고자 합니다. 제가 이 책에서 주장하는 것이 무조건 옳고 다른 이론은 문제가 있다는 것을 이야기하려는 것이 아닙니다. 다만 인체를 바라볼 때 우리가 생존해온 양식, 생활환경을 고려해야 한다는 것을 강조하고 싶은 것입니다.

몸에 균들이 들어와서 염증을 일으킨다면 당연히 항생제를 써야 합니다. 하지만 한 번쯤 근원적인 의문을 가질 필요가 있습니다. 도대체 내 몸이 왜 균들로 인해 방어 체계가 무너져 염증을 일으키는 몸이 되었는가에 대한 근원적인 질문을 할 필요가 있다는 것입니다.

상한 음식을 먹은 뒤 토하고 설사하는 증상은 자기방어 기제입니다. 독성이 몸속에 들어오면 그 독성을 빨리 내보낼 목적으로 구토와 설사를 하는 것입니다. 만약 독성이 들어왔는데도 구토나 설사를 하지 않는다면 결코 우리는 살아남지 못했을 것입니다. 가능한 한 빨리 독성 물질을 몸 밖으로 빼내는 방법을 가진 사람들만이 생존해온 것이지요. 그래서 설사할 때 지사제를 함부로 쓰는 것은 문제가 있습니다. 물론 심한 설사와 구토에는 수분을 공급해주고 약을 사용하는 것이 맞습니다. 하지만 이 책에서는, 설사를 하니 지사제를 써야 한다는 단순한 생각보다, 우리가 설사라는 방법을 사용해 질병에 적응해온 이유를 생각해보자는 것입니다.

다음 장에서부터는 다양한 주제들에 진화의학을 적용해 설명해보려고 합니다. 이 책이 수많은 건강 정보의 바다에서 혼란을 겪고 계실 분들에게 더 많은 혼란을 드리지 않기를 바랍니다.

2017년 4월
권용철

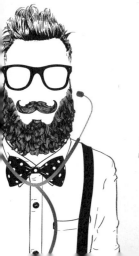

우리 몸은
왜 갑자기 무너졌는가

장내세균과 면역, 노화 이해하기

진화적으로,
마음이 평화롭고 여유로운 상황에서는
혈압을 올릴 이유가 전혀 없습니다.

사냥하지 않는 상태로 돌아가면,
우리 몸은 저절로 혈압을 내리고
에너지를 보존하는 쪽으로 움직입니다.

당장 전쟁을
중단하라

고혈압에 관한 오해

50대 초반의 여성 고혈압 환자를 상담한 적이 있습니다. 슬하에 자녀가 둘 있었고, 형제는 여러 명 있으셨습니다. 이분의 아버지는 돌아가셨지만 어머니는 100세를 바라보는 장수 집안이었고, 형제 중에도 고혈압 환자는 없었습니다. 이분은 평생 육식을 하지 않으셨습니다. 건강을 위해 일부러 안 먹은 것이 아니라 원체 싫어해서 먹지 않았고, 채소를 좋아해서 산나물 반찬을 즐겨 먹었습니다. 평소 간식은 고구마, 감자, 마, 밤 같은 아주 토속적인 것들을 주로 먹었고, 작은 텃밭에서 농사를 짓고 등산도 좋아하는 전형적인 우리나라 농촌의 주부였습니다. 그냥 봤을 때는 건강의 표본이다 싶을 정도였습니다.

이분이 단 한 가지 스트레스를 받고 있었던 부분은 남편이 굉장히 호전적인 분이어서 늘 긴장을 해야 하는 점이었습니다. 그런데 어느 날 정기검진 결과 고혈압과 고지혈증을 앓고 있는 것으로 밝혀졌고, 이분은 상당한 충격을 받으셨습니다. 결과를 믿을 수 없었습니다.

상식적으로 생각해보면 누구도 이보다 더 건강한 생활을 할 수 없을 것입니다. 이분은 처음에는 결과를 받아들이지 못하고 더욱 운동과 식이요법에 매달렸습니다. 이제 삶은 더 이상 평온하지 않았습니다. 생활이 전쟁으로 바뀐 것입니다. 그렇게 수개월이 지났지만 혈압은 오히려 더 높아지고 있었고, 결국 8개월 만에 약을 복용하기 시작했습니다.

우리는 상식적으로 고혈압은 기름진 육식을 많이 하고 체중이 과도하며 생활 습관이 좋지 않은 사람에게 나타난다고 알고 있습니다. 그래서 체중을 줄이는 처방을 하고 음식 조절을 요구하고 생활 습관을 건강하게 바꾸라고 합니다. 그렇다면 앞서 소개한 분의 경우는 어떤 이유일까요? 혈압의 원리를 좀 더 근원적인 측면에서 들여다보면 이 물음에 대한 답을 찾을 수 있을 것입니다. 우선 혈압이라는 것이 도대체 왜 우리의 생존에 필요한지 알 필요가 있습니다. 고혈압은 왜 생겨났을까요? 어떤 적응 원리가 작동하고 있는 걸까요?

혈압은 혈관의 압력을 말합니다. 우리 몸은 혈액에 함유된 영양소와 산소를 각종 장기에 공급해야 합니다. 이때 심장의 도움으로 혈액의 압력을 높여 멀리 떨어져 있는 장기까지 보내게 됩니다. 혈액에 포함된 영양소와 산소는 말초의 세포까지도 도달할 수 있어야 합니다. 주요 장기는 물론이고, 발끝까지 도달하지 못하면 발은 썩어버리고 말 것입니다. 이러한 혈액의 압력이 정상보다 높으면 고혈압, 낮으면 저혈압이라고 합니다.

혈압을 높이는 방법은 아주 간단합니다. 심장에서 혈액을 많이 뿜어내는 것입니다. 심장 펌프의 성능이 좋아서 많은 혈액을 내보낼 수 있다면 당연히 혈압은 올라가게 됩니다. 또 다른 방법으로는, 심장 펌프 압력이 일정해도 혈액이 지나가는 관문인 혈관을 좁게 유지하면 압력은 높아지게 됩니다. 우리 몸은 이 두 가지를 활용하여 혈압을 올립니다. 혈관을 좁게 만드는 호르몬이나 신경전달물질을 분비하기도 하고, 심장의 기능을 높이는 물질을 통해 심장박동을 조절합니다.

많은 혈액을 공급받기 위해서는 높은 압력이 필요하지만 이것은 혈관에 많은 상처를 남기기도 합니다. 심지어 혈관이 터지는 큰 문제도 가져옵니다. 현대사회에서는 심혈관 관련 사망률이 점점 높아지고 있는데, 심장 질환과 뇌혈관 질환이 사망 원인의 최고 위치를 차지하고 있습니다. 그렇다면 이런 질병이 왜 과거보다 더 많아졌을까요? 단순히 기름진 식생활과 운동 부족의 문제라고 치부할 수는 없을 것입니다. 또 현대인의 생활질병 문제라고 간단히 말하는 것으로도 충분히 설명하기 어렵습니다. 요즘 세상에 모두 산에 가서 살 수도 없는 노릇이며 어차피 현실에서 살아야 한다면 병이 오는 것을 감수하라는 말밖에 되지 않습니다.

재미있는 예를 들어보겠습니다. 생태계에서는 초식동물보다 육식동물이 더 생존하기 어렵습니다. 육식동물은 살아남기 위해서는 사냥을 해야 하는데, 사냥에 성공하는 것은 매우 어렵고 힘든 작업입니다. 먹잇감이 나타났을 때 온 신경을 집중해야 하기 때문입니다. 반면 초식동물의 입장에서는, 육식동물보다 더 빨리 달릴 수 있어야 합니다. 만약 초식동물이 포식자인 육식동물보다 잘 달리지 못한다면 잡아먹히고 말 것입니다. 초식동물은 육식동물보다 항상 빠릅니다. 그렇다면 육식동물이 자기보다 훨씬 빠른 초식동물을 잡는 방법은 에너지를 모아 일순간에 덮치는 것입니다.

사자나 호랑이 같은 맹수들은 사냥을 하지 않는 평소에는 언제 나타날지 모르는 먹잇감을 위해 빈둥거리며 최대한 에너지를 아낍니다. 그러다가 먹잇감이 나타나면 아꼈던 에너지를 총집중하여 달려갑니다. 사냥을 시작하는 순간은 먹잇감보다 빨라야 합니다. 그렇지 않으면 사냥에 실패하니까요. 발가락 말초 근육에 이르기까지 모든 근육들이 최대한 활성화되기 위해서는 영양과 산소가 공급되어야 합니다. 이렇듯 혈액을 빠르고 멀리 보내기 위해 심장박동을 증가시키고 혈관을 수축시켜 혈압을 올리는 것이지요.

이런 식으로 혈압을 높이는 데 적응한 포식자들은 먹이 사냥에 성공할 확률이 높아지게 되고, 오래 살아남을 수 있게 됩니다. 초식동물의 입장도 마찬가지입니다. 초식동물은 모든 에너지를 집중하여 달려오는 포식자를 따돌리고 빠르게 달아나야 합니다. 똑같이 높은 혈압이 필요합니다. 어쩌면 더 높은 혈압이 필요할지도 모릅니다.

이런 적응 방법이 생존에는 유리할지 모르지만, 사냥이 필요 없는 순간에도 혈압이 올라가는 문제점을 낳고 말았습니다. 이처럼 자연에서 고혈압은 부작용이 생긴다고 하더라도 생존에 유리하기 때문에 어쩔 수 없이 선택해야 하는 생존 전략이었던 것입니다.

현대인들의 삶은 어떠합니까? 칼과 창을 들고 사냥을 했던 원시시대에는 이렇게 혈압을 높이는 것이 사냥을 효율적으로 이끌고 생존에 유리한 방법이었을 것입니다. 그러나 현대인들은 뛰어다닐 일도 별로 없고 대부분 차를 타고 다닙니다. 높은 혈압이 필요할 이유가 별로 없습니다. 그런데 혈압은 왜 오를까요? 혈압을 높이는 것이 현대에서도 생존에 유리할까요? 아니면 우리는 쓸데없이 혈압을 올리고 있는 걸까요?

현대에도 많은 사람들이 여전히 사냥을 하고 있습니다. 단지 사냥하는 방법이 바뀌었을 뿐이죠. 현대는 말초 근육과 세포까지 활성화시키는 방법 대신, 머리를 사용합니다. 전략과 목표를 세워 더 큰 사냥물을 획득하는 것이 현대인들이 사냥하는 방식입니다. 혈액 영양성분과 산소의 20%를 우리의 뇌가 사용합니다. 머리를 사용하는 현대인들의 사냥 방법은 과거보다 더 많은 에너지와 산소를 사용하고 있는 겁니다. 과거 우리의 원시 조상들이 사냥할 때와 그 방법은 달라졌지만 여전히 사냥을 위해 우리는 혈압을 올리고 있는 것이지요. 고혈압이라는 부작용을 감수하더라도 혈압을 올리는 적응 방법을 아직 사용하고 있습니다.

통계로 보면, 세계적인 재벌, CEO 그리고 정치가들이 일반 사람들보다 심장 질환, 뇌혈관 질환 같은 혈관 질환들을 더 많이 앓고 있다고 합니다. 높은 혈압을 유지하는 것이 현대의 생존과 사업적 먹잇감을 획득하는 데 훨씬 유리한 것입니다. 많은 재화를 획득하고 물질적으로 풍족함을 이루는 데 원시적 사냥 방법이 여전히 효과를 보이고 있습니다. 그러나 이 방법은 양날의 칼입니다. 나이가 들면 고혈압이라는 질병을 얻게 되는 것이지요.

한편, 현대인들 중 특별한 먹이 활동을 하지 않는데도 불구하고 혈압이 높은 경우가 있습니다. 이유는 간단합니다. 자신이 여전히 사냥 중이라고 느끼는 것입니다. 먹이 활동을 할 때와 똑같이 항상 각성되어 있습니다.

앞의 사례에서는, 남편의 성격이 상담자를 항상 긴장 속으로 몰아넣었습니다. 그래서 이분은 평소에도 쉬지 않고 경계 태세를 취하고 있었던 것입니다. 남편 때문에 항상 불안하고, 남편을 예민하게 주시해야 하는 것은 사냥과 동일하게 많은 에너지가 필요합니다. 이분의 뇌는 사냥 때와 같은 수준으로 각성되어야만 남편 밑에서 생존할 수 있었던 것입니다.

이분에게 제가 내린 처방은 아주 간단합니다. 당장 사냥을 멈추라는 것이었습니다. 높은 혈압을 떨어뜨리기 위해서 첫 번째 해야 할 일은 사냥을 멈추는 일입니다. 우리 인체는 혹독한 환경에서 살아남기 위해, 평화로운 시기에는 에너지를 저축하는 방법을 사용합니다. 많은 사람들이 왜 아끼고 저축할까요? 미래의 불확실한 사건에 대비하기 위해서입니다. 모든 사람이 이런 유전자를 가지고 있습니다. 그런데 평화롭고 여유로운 상태인데도 불구하고 계속 에너지를 쓰면 생존에 매우 불리해집니다. 여유로운 상태에서는 진화적으로 혈압을 올릴 이유가 없습니다.

사냥하지 않는 상태로 돌아가면 우리 몸은 저절로 혈압을 내리고 에너지를 보존하는 쪽으로 움직입니다. 그러므로 상담자는 남편을 두려워하지 말고, 남편과의 전쟁을 중지하는 것이 건강의 근본을 바로잡는 방법입니다.

현재 하고 있는 고혈압 치료를 당장 중단하라는 뜻은 아닙니다. 어떤 분은 하는 일 없이 항상 쉬고 있는데 왜 혈압이 계속 높냐며 반문할 수도 있습니다. 하지만 이런 분은 분명 자신도 모르게 긴장 속에서 살아가고 있는 것입니다. 긴장으로부터 해방되는 순간 혈압은 정상으로 돌아갑니다. 지금 당장 사냥과 전쟁을 멈춰야 합니다.

02

만성 피로에서 벗어나는
두 가지 방법

부신피질 다독이기

겨울이 지나 주위의 온도가 올라가기 시작하면 모든 생명체는 새로운 환경에 적응해야 합니다. 겨울에 적응하기 위해 필요했던 유전자는 꺼지고 이제 높은 기온에 적응할 수 있는 유전자가 켜져서 몸의 적응 시스템이 바뀌어야 됩니다. 이때 호르몬의 변화도 따라오고 몸의 많은 기능에도 변화가 따라옵니다. 제대로 적응하지 못한다면 생존이 어렵게 되겠지요. 연세가 많거나 지병이 있는 사람들은 이런 변화에 빨리 적응하지 못하는 경우가 많습니다. 그래서 이런 분들은 환절기 건강관리가 중요합니다. 또한 연세가 많으신 분들이 아니더라도 누구나 변화에 적응해야 하기 때문에 많은 어려움을 겪게 됩니다. 그중 대표적인 것이 춘곤증입니다.

40대 초반의 평범한 직장인 한 분이 진료실 문을 열고 들어왔습니다. 봄이 되면 굉장히 무기력하고 괜히 힘이 없고 집중도 안 되고 피곤한 증상이 해마다 있었다고 합니다. 올해도 이 춘곤증 때문에 보약도 한 재 지어먹고, 보신도 하며 지냈다고 합니다. '시간이 지나면 괜찮아지겠지' 하고 생각했는데, 여름이 지나고 가을이 됐는데도 여전히 피곤과 집중력 장애, 무기력감이 지속되었다고 합니다. '나이가 들어 피곤이 오래 가는구나' 하고 무심하게 지냈는데, 계속 지속되자 크게 걱정이 되기 시작했습니다. 병원에 가서 종합검진을 받았지만 결과는 아무 이상이 없었고, 이분에게는 그것이 더욱 당황스러운 일이었다고 합니다. 결국 수소문 끝에 우리 진료실을 방문하게 되었습니다.

보통 피곤이 오는 원인은 뇌분비계나 대사 시스템에 문제가 있는 경우가 많습니다. 갑상선의 문제, 혈당 조절의 문제, 혹은 종양 같은 것이 있는 경우가 많습니다. 우울증 같은 정신적인 문제들도 피로감을 느끼게 하는 주요한 원인이 되기도 합니다. 이러한 질병들을 확인하기 위한 여러 검사를 한 후 특별한 이상이 발견되지 않으면 '만성 피로 증후군'이라고 진단을 내릴 수 있습니다. 만성 피로 증후군은 무기력하고 피곤하며 근육통이 약 6개월 이상 지속되면 진단을 내립니다. 그런데 피로하다는 것은 굉장히 주관적인 반응으로, 이것을 객관적으로 진단하기란 굉장히 어렵습니다. 검사를 통해 알 수 있는 것도 아니니 환자 본인들은 답답하기만 합니다. 다른 질병 때문에 피곤이 생긴다면 당연이 그 질병이 원인이겠지요. 예를 들면 간에 이상이 있어서 만성 피로에 시달린다면, 당연히 간질환이지 만성 피로는 아닙니다. "간 때문이야~!"라고 외치는 광고도 있듯이, 피곤하다고 하면 제일 먼저 떠오르는 것이 간 질환입니다. 물론 간에 병이 있으면 만성 피로가 올 수 있습니다.

그러나 피곤을 담당하는 중요한 부서는 부신피질입니다. 신장 옆에 조그마하게 붙어 있는 것이 부신인데, 이것의 기능에 문제가 생기면 피곤을 느끼게 됩니다. 부신은 코르티솔이라는 스테로이드 호르몬을 분비합니다. 이 호르몬은 마치 만병통치약처럼 아주 많은 일을 하는데, 우리 몸이 어떤 특정한 상황에 대비하도록 만드는 것이 주요 역할입니다. 예를 들어 적을 만나 싸움을 할 때 분비되는 호르몬이 바로 이 코르티솔입니다. 혈압을 올리고, 혈당을 올리고, 말초 근육에까지 원활한 혈액 공급을 하게 조정해서 강한 힘을 낼 수 있도록 하는 것이 코르티솔의 주요한 역할입니다.

이 호르몬은 꼭 싸울 때만이 아니고 일상생활을 할 때도 분비되어 우리가 힘을 낼 수 있게 해줍니다. 따라서 부신피질에 문제가 생기면 우리의 몸은 일상생활에서도 힘을 쓰지 못합니다. 하루 종일 피곤하고 무기력하고 움직이기도 싫어집니다.

부신피질에 직접적인 질병이 없어도 만성 피로가 있는 경우가 많습니다. 이때는 부신피질의 크기가 정상보다 조금 더 커져 있는 특징이 있습니다. 늘 긴장하고, 집중하고, 바쁘고, 전투적인 상황에 놓이게 되면 부신피질은 계속 작동해서 코르티솔 호르몬을 만들어야 합니다. 이런 상황이 지속되면 결국 과도한 역할 때문에 부신피질이 부어버립니다. 그리고 이 상황이 개선되지 않고 계속되면 결국 부신피질은 멈춰버립니다. 그러면 우리는 무기력해지고, 기운이 없어지고, 피곤해지는 만성 피로 증후군을 겪게 되는 것이지요. 또 부신피질 호르몬의 중요한 역할인 저항력 또한 약해지게 됩니다.

부신피질의 기능이 떨어진 원인을 파악하면 치료도 가능해집니다. 첫 번째, 우리는 일상에서 늘 싸움을 하며 치열하게 살아야 되는 상황에 놓여 있습니다. 부신피질을 계속 가동할 수밖에 없는 상황인 것이지요. 두 번째는 부신피질을 너무 함부로 다루면서 산다는 점입니다. 예를 들면, 우리는 위급한 전쟁을 치르기 전에 마음의 준비를 해야 합니다. 싸움을 하더라도 서서히 워밍업을 해서 전쟁에 들어갈

것이라고 몸에 경고를 해 부신피질의 기능을 서서히 높여야 합니다. 갑자기 부신피질의 기능을 높이려고 하면 부신피질이 망가지게 됩니다. 그리고 전쟁이 끝나면 다시 정상적인 상황임을 알려서 부신피질의 기능이 정상으로 돌아오게 만들어야 합니다.

그런데 우리의 삶은 항상 바쁘게 돌아갑니다. 모든 일이 너무나 갑자기 일어나고 갑자기 변화합니다. 부신피질이 적응할 겨를이 없는 것이지요. 워밍업을 전혀 하지 않고 이런 식으로 부신피질을 혹사하면 부신피질의 기능은 금세 떨어집니다. 한국의 많은 직장인들이 바로 이런 상태에 놓여 있습니다. 끊임없이 직장과 일상에서 전쟁을 치르느라 부신피질의 기능을 최대한 끌어올려 가동하고 유지합니다. 부신피질도 휴식이 필요합니다. 마라톤을 100m 달리기 하듯이 전속력으로 계속 달리려고 하면 퍼질 수밖에 없듯이요.

만성 피로 증후군은 바로 이러한 우리의 생각과 생활 습성이 원인입니다. 좋은 비타민을 먹고 좋은 음식을 먹는다고 만성 피로 증후군이 좋아지지 않습니다. 이런 것이 도움은 되겠지만 보다 근본적인 치료는 바로 생각을 바꾸는 것입니다. 일상생활을 즐길 수 있어야 합니다. 전쟁을 하고 있지 않다고 생각하는 것이 매우 중요합니다. 그리고 나의 의지와 관계없이 갑자기 사고가 생겨 무엇인가 해야 한다면, 그전에 잠깐이라도 반드시 워밍업이 필요합니다. 스스로에게 앞으로 무엇을 할 것인지 알려 부신피질이 적응할 수 있도록 해야 합니다. 그런 뒤 일이 마무리되면 반드시 끝난 것을 알려줘야 합니다.

부신피질을 소중히 다루고 타협하는 것이 건강을 챙길 수 있는 길입니다. 타협하지 않고 끝까지 전쟁을 계속한다면 건강을 희생시키는 대가를 치러야 합니다. 이 두 가지 작은 실천만으로 우리는 만성 피로에서 벗어날 수 있습니다.

03

균과 공존해야
건강해진다

면역과 장내세균

우리는 면역에 관심이 많습니다. 건강하게 산다는 것도 결국에는 우리가 얼마나 병원체나 미생물들로부터 자신을 보호할 수 있는 힘을 가지고 있느냐에 달려 있습니다.

일반적으로 면역력이 떨어졌다는 것을 알 수 있는 방법은 입 주변에 물집이 잡히는 것입니다. 이것은 모든 사람이 한 번 이상은 경험해봤을 정도로 대표적인 면역력 저하 현상으로, 과로나 잘못된 약물 사용, 혹은 급성질환을 앓아 일시적으로 면역 기능이 떨어지게 되면 나타납니다. 평소 면역 기능이 정상적일 때는 힘을 쓰지 못하던 입 주변의 바이러스가 활기를 띠고 활동하는 것이지요. 입안에 궤양이 생기는 것도 같은 원리입니다. 피곤이 지속되거나 면역 관련 치료 혹은 항암 치료를 받게 되었을 때 생기는 증상 중 하나입니다.

요즘 신종 바이러스가 많이 생겨나고 있는데, 이런 바이러스는 변종이 빠르게 진행되어 여기에 맞는 항체나 백신을 개발하는 것은 그다지 효율적인 방법이 되지 못합니다. 얼마 전, 이름조차 생소한 메르스 때문에 전 국민이 엄청난 공포에 떨었습니다. 강력한 면역계가 있다면 이런 문제를 쉽게 해결할 수 있을 것 같지만 강력한 면역은 오히려 더 큰 문제를 야기합니다. 정상보다 더 강력한 면역은 외부의 적들뿐만 아니라, 조금이라도 이상 현상이 나타나도 공격의 대상으로 여겨 우리의 몸을 공격합니다.

진화의학의 측면에서 '면역'이 어떻게 이루어지는지 이해한다면 떨어진 면역 기능을 정상화시킬 수 있습니다. 면역 기능의 70%는 장에서 이루어지고, 폐에서도 상당한 수준의 면역 기능이 일어납니다. 이 두 장기에는 공통점이 있습니다. 두 장기 모두 외부로부터 여러 가지 물질이 들어오는 곳입니다. 장은 외부로부터 음식과 그 음식에 함유된 엄청나게 많은 미생물, 독성 물질 등이 들어오는 곳입니다. 폐에서도 이와 비슷한 일들이 일어납니다. 공기에 함유된 오염 물질은 자신의 의지와 상관없이 들어올 수밖에 없습니다. 이렇게 오염된 물질로부터 몸을 방어하기 위해 당연히 장과 폐에 면역계가 집중되어 있는 것입니다. 입으로 들어온 것과 코로 들어오는 것, 즉 먹는 것과 공기 중에는 많은 바이러스, 박테리아, 곰팡이 등이 들어 있습니다.

코로 들어오는 것은 일차적으로 코털이나 코점막에서 필터링을 합니다. 이런 필터링을 통과한 나머지 것들은 기도로 유입되고, 이후에는 폐의 면역계가 담당합니다. 입으로 들어오는 것은 일차적으로 강력한 위산에 의해 파괴됩니다. 이런 일차적인 관문을 통과한 것들은 이후 장의 면역계가 담당합니다.

따라서 우리는 이 두 장기에 대해서 집중적으로 고찰할 필요가 있습니다. 외부로부터 들어오는 수많은 균들을 우리의 면역계만으로 성공적으로 방어하기란 어려우며, 우호적인 다른 것들을 이용하여 대신 싸우게 하는 것도 굉장히 유리한 전략입니다. 우리 몸은 이렇게 다른 것들을 적절히 이용하면서 적응해왔습니다.

신체 혼자 외부의 적들과 싸우는 경우는 거의 없습니다. 많은 경우 몸속에 공생하는 세균들을 이용하는데, 특히 장에 살고 있는 미생물을 이용합니다. 우리 몸은 많은 미생물과 많은 세균이 장에 살 수 있도록 허락하고, 심지어 영양을 공급하여 미생물들의 생존을 돕습니다. 장내 미생물들은 다른 적들이 침입하면 자신들의 공간과 먹이를 빼앗기지 않으려고 이들과 치열한 자리 경쟁을 합니다. 그리고 면역 기능을 강화하는 물질을 분비하게 만드는 경우도 있습니다. 이렇게 해서 사람은 몸속 균들을 이용하고 있는 것이지요.

따라서 청결에 너무 집착해서 모든 세균을 없애려는 시도는 결코 도움이 되지 않습니다. 오히려 더 큰 재앙을 불러옵니다. 항생제의 개발은 수명을 혁신적으로 연장시키며 인류의 건강에 큰 공헌을 했지만, 장내세균을 흐트러뜨리는 부작용을 남겼습니다. 병원성 세균만 처리한 것이 아니라 장내 모든 미생물까지 죽인 것이지요. 어린 시절에 항생제를 한 번만 사용해도 회복하는 데 수년이 걸린다고 주장하는 학자들도 있습니다. 한 번의 항생제 사용으로도 흐트러진 장내세균들은 회복이 잘 되지 않는 것입니다.

최근 전 세계 사람들의 장내세균 불균형 문제가 심각합니다. 많은 사람들이 잦은 설사와 변비, 감기, 아토피, 만성 알러지 등으로 고통받고 있습니다. 장내세균의 종류가 다양해야 다양한 적들을 해결할 수 있습니다. 그러나 불행히도 우리는 유산균이 장내세균의 대부분을 차지하고 있는데도 계속해서 열심히 유산균만 섭취합니다.

인류는 다양한 세균들의 도움을 받으며 살아왔습니다.

장내세균이 다양하지 못하면, 결국 균들에게 의존하던 부분을 우리 스스로 해결해야 합니다. 그러나 불행하게도 인류는 균들이 수행하던 기능을 스스로 가지고 있지 않습니다. 공생 관계가 갑자기 깨지면 우리 면역계는 흔들릴 수밖에 없습니다.

장내세균을 다양하게 하는 것은
먹거리와 직접적인 관계가 있습니다.

세균의 다양화를 위해서는
여러 맛과 여러 색의 음식을
섭취하는 것이 좋습니다.

04

장내세균을 늘리는
음식 섭취법

균 사육하기

장내세균총은 태아의 출산으로부터 시작됩니다. 태아는 출생하는 순간까지도 균이 없는 상태로 태어납니다. 그러다가 태어나는 순간 엄마의 산도를 통과하면서 그곳의 수많은 균들과 처음으로 접촉합니다. 그 다음은 태어나서 엄마의 젖을 물면서 젖꼭지 주변에 묻어 있던 수많은 균들을 빨며 드디어 장내에 균총이 형성됩니다. 많은 연구에 따르면, 모유 수유를 한 아이와 하지 않은 아이, 살균된 젖꼭지를 문 아이와 그렇지 않은 아이, 제왕 절개로 태어난 아이와 자연 분만한 아이의 장내세균총은 모두 다르다고 합니다. 태어나서 처음 형성되는 장내세균총이 자신의 면역에 직접적인 영향을 미치는 것입니다. 처음 형성된 세균총은 거의 평생 지속됩니다. 성장하면서 변하기도 하지만 크게 변화하지 않습니다. 처음 형성된 세균총은 선호 음식에도 영향을 줍니다. 항생제의 사용은 이러한 장내세균의 정상적인 형성을 일순간에 파괴해버립니다.

장내세균을 다양하게 하는 것은 먹거리와 직접적인 관계가 있습니다. 예를 들면, 지방을 먹이로 하는 세균은 기름진 고기를 필요로합니다. 그러나 이런 경우 고기 대신 기름진 음식인 다양한 견과류를 공급하는 것이 더 바람직합니다. 맛에 따라서 세균들이 선호하는것도 다릅니다. 쓴맛을 좋아하는 균, 신맛을 좋아하는 균 등 다양합니다.

세균의 다양화를 위해서는 결국 다양한 맛의 음식을 섭취할 필요가 있는 것입니다. 예를 들어 유산균이 부족하다고 하면, 우리는 1차적으로 유산균을 보충합니다. 하지만 아무리 유산균을 외부에서 보충해도 유산균이 먹고 살 음식이 지속적으로 공급되지 않으면 유산균들은 이내 죽고 말 것입니다. 그러면 다시 유산균이 부족하게 되고 유산균을 또 복용해야 하는 악순환이 계속됩니다. 세균들이 살수 있는 먹이를 지속적으로 공급하면 자연적으로 세균들은 다양해집니다.

유의해야 할 점은 식물에도 독성이 있다는 것입니다. 식물 독성이 장내세균의 균형에 영향을 미칠 수 있습니다. 맛이 너무 강한 식물을 복용할 때는 특히 조심해야 하는데, 익혀서 어느 정도 독성을 중화할 필요가 있습니다. 익힌 음식의 유기산이나 비타민이 파괴될 것을 걱정할 필요는 없습니다. 파괴되는 성분은 다른 음식을 통해서도 충분히 보충할 수 있습니다.

세균에 따라 좋아하는 색도 다릅니다. 다양한 색의 음식을 복용하는 것은 음식에 함유된 성분을 섭취하기 위한 것보다 장내세균의 먹이로서 훨씬 더 중요한 의미가 있습니다. 그러나 색이 있는 음식은 간혹 상당한 독성을 갖고 있으므로, 천연 식품에서 추출한 천연 색소라 하더라도 너무 많이 복용하는 것은 도움이 되지 않습니다. 가공 음식에 들어 있는 화학물질도 장내세균의 다양성을 해치는 주범 중 하나입니다.

자연계에서
유해한 병원성 균은
극소수입니다.

대다수는 인체에 유익하거나,
혹은 유익하지도
해롭지도 않은 균들입니다.

05

너무 깨끗하면
병에 걸린다

불균형한 면역의 문제점

우리 몸의 면역계를 크게 두 가지로 나눌 수 있습니다. 하나는 온건한 면역계, 또 다른 하나는 강경한 면역계입니다. 두 가지 면역계 중에서 온건한 면역계는 독성이 그렇게 강하지 않은 침입자가 들어왔을 때 가동되는 체계입니다. 강하지 않은 적의 침입에 강경한 면역계로 대응할 필요는 없는 것이지요. 작은 도둑을 잡기 위해서 핵폭탄을 사용하는 것은 낭비입니다. 경미하게 질병을 일으키는 감기 같은 것이 대표적인 예이고, 회충, 요충 등과 같은 기생충이 약한 균에 포함됩니다.

이 면역계는 균을 공격하여 죽여서 내보내지는 못합니다. 다만 기생충 같은 것들을 방치하면 엄청난 속도로 증가해 심각한 문제를 야기할 수 있으므로, 이들의 증식을 늦추는 역할을 합니다. 균들이 특별한 증상을 일으키지 못하게 대처만 하는 겁니다. 맹독한 균이 아닐 경우 이렇듯 균형을 이루며 적절히 대처하는 것이 가장 효율적인 방법입니다.

그러나 맹독한 침입자가 들어오면 즉시 퇴치해야 합니다. 이들은 아주 빠른 속도로 심각한 문제를 일으킵니다. 맹독한 균들은 온건한 면역계로만 나서서는 안 되고 강경한 면역계가 직접 나서서 공격하고 싸워야 합니다. 이 싸움은 지면 죽고 이겨야 살아남는 싸움입니다. 하지만 강경한 면역계는 적들에게만 강력한 것이 아니라 장기들도 공격하는 부작용을 가지고 있습니다. 이렇게 우리의 몸은 두 가지 면역계로 나뉘어 상황에 맞게 효율적으로 적들에 맞서 싸웁니다.

먹고 살기조차 어려웠던 시절에는 위생은 사치였습니다. 기생충 감염도 대단했습니다. 그러나 지금은 너무나 깨끗한 환경이 만들어졌고 집집마다 위생은 생활의 기본 수칙이 되었습니다. 그러나 깨끗해진 것이 무조건 좋은 것만은 아닙니다. 수많은 질병의 발병률을 낮추었지만 다른 부작용이 속속 드러나고 있기 때문입니다.

요즘 아이들이 알러지성 비염이나 천식, 아토피에 시달리는 것은 너무 깨끗한 환경 아래 면역계가 교란되어 나타나는 증상들입니다. 세균을 접할 기회가 없다 보니 면역계가 약해진 것입니다. 동독과 서독의 어린이를 대상으로 한 연구 조사에서도 소득수준이 낮고 위생 환경이 열악한 동독보다 깨끗하고 쾌적한 환경의 서독 어린이들이 천식, 아토피에 더 많이 걸린다는 보고가 있습니다. 미국의 가정에서는 아이들을 가축이 있는 축사에 일부러 데려가 면역력을 키우게 하는 경우도 많이 있습니다. 실제로 목축업에 종사하는 사람들의 자녀가 면역력이 높다는 보고도 많습니다.

그런데 위생이 좋아지면서 이제는 강력한 균들만 살아남을 수 있는 상황이 되었습니다. 온건한 균들은 거의 없어지게 되어 온건파 면역계가 설 자리가 없게 된 것입니다. 과거 시골 생활을 할 때에는 흙과 함께 생활하면서 흙에 함유된 여러 온건한 미생물들이 몸으로 들어왔습니다. 하지만 이런 미생물은 심각한 질병을 일으키지 않고, 대부분 경미한 증상만 며칠간 일으키다 없어지는 정도였습니다. 이런 경우 온건파 면역계가 담당했는데, 특별한 치료가 없어도 우리는 살아남았고 증상도 그리 심하지 않았습니다.

그러나 요즘은 꽃가루처럼 심각하지 않은 것들이 들어와도 온건한 면역계 대신 강경한 면역계가 나섭니다. 좀도둑을 잡기 위해 핵폭탄을 사용하는 것과 같은 현상이 발생합니다. 강경한 면역계가 작동하면서 꽃가루만 잡는 것이 아니라 다른 여러 곳의 장기에도 문제를 일으킵니다. 이것이 바로 자가면역질환입니다. 중요한 면역계의 두 축 중 한 축이 무너져 오직 강경파밖에 남아 있지 않아 면역의 불균형 문제가 계속 발생합니다.

점점 강해지는 균들

균들은 살아남기 위해 다른 전파 방법을 선택합니다. 그 방법은 스스로 맹독해지기 시작하는 것이지요. 한 번이라도 기회가 주어지면 반드시 전파를 성공시키는 방향으로 변화합니다. 위생 시설을 개선하면 질병이 일시적으로 줄어드는 것처럼 보이지만, 어느 순간이 되면 오히려 독성이 강해지는 문제를 야기합니다. 실제로 남미에서 위생 시설을 개선하니 콜레라의 발병률은 줄었으나, 그 증상은 더 심해졌다는 보고가 발표되기도 했습니다.

질병에 감염되지 않는 것은 단순히 주변 위생이 청결해서도 아니고, 개인의 면역이 특출해서도, 운이 좋아서도 아닙니다. 우리는 균들과 수만 년을 공존해왔습니다. 우리가 일방적으로 균들을 공격한다면 균들은 그저 당하고만 있지 않습니다. 질병에서 벗어나는 방법은 무조건 질병과 싸워 이기는 것만이 아닙니다. 인간에게 가장 득이 되는 방향으로 균들과 접점을 찾아야 합니다. 퇴로를 차단당한 적은 가장 무서운 적이 되는 법입니다.

자연계에서 유해한 병원성 균은 극소수에 지나지 않습니다. 수조 개에 이르는 균들 중에서 단 몇 종류만 인간을 위협합니다. 대다수는 인체에 유익하거나 혹은 유익하지도 해롭지도 않은 균들인 셈입니다. 왜 어떤 사람은 감염에 취약하고 어떤 사람은 그렇지 않은지 그 이유부터 제대로 살펴볼 필요가 있습니다.

아토피가 있는 사람은
암에 걸릴 가능성이
현저히 낮다는 연구 결과가 있습니다.

결국 아토피라는 증상은
자신의 몸에 맞지 않는 음식들을
먹지 말라는 생존 적응 방법입니다.

06

몸에서 보내는 고마운 경고, 아토피

아토피는 왜 생기는가

아이가 태어나서 돌이 가까워지면 이유식을 시작합니다. 부모의 철학에 따라 좀 더 일찍 시작하기도 합니다. 초보 엄마들은 무엇을 먹일까 고민하게 되고, 의욕이 과다하여 너무 많은 재료를 사용해 이상한 이유식을 만들기도 합니다. 반대로 먹이지 말아야 할 것이 너무 많아 고민을 하기도 합니다. 농약, 중금속 오염 등 고려해야 할 요소가 너무 많기 때문이지요. 대표적인 것이 유아에게 알러지를 유발하는 딸기 같은 것입니다. 부모들 사이에서 딸기는 아기가 좀 더 성장한 후에 주는 것이 좋다고 알려져 있습니다. 토마토도 그런 음식 중 하나입니다. 물론 아이에 따라 전혀 문제가 없는 경우도 많으므로 수많은 건강 정보들 중에서 올바른 정보를 구별할 수 있는 능력이 필요합니다.

식물도 자기 나름대로 살아남기 위한 생존 방법들을 가지고 있습니다. 자신의 몸을 파먹는 벌레로부터 보호하기 위해 두꺼운 껍질로 몸을 감싸는 종이 있는가 하면, 반면에 딸기처럼 껍질이 아예 없거나 있어도 부드러워 벌레나 새들에게 공격을 받기 쉬운 것들도 있습니다. 이 종들이 멸종하지 않고 아직까지 살아남았다는 것은 나름의 생존 방법이 있다는 것을 뜻합니다.

이들이 택한 방법은 다른 종들보다 훨씬 더 많은 독성을 품는 것입니다. 독성을 지님으로써 다른 천적들이 쉽게 덤비지 못하게 방어합니다. 그러므로 껍질이 얇거나 없는 것들은 다른 것보다 독성이 강할 것이라고 예측할 수 있습니다. 당연히 어린아이들이 먹었을 때 알러지를 유발할 가능성도 높습니다

그런데 확률이 높은 것이지 딸기를 먹는다고 모든 아이들에게 알러지가 생기는 것은 아닙니다. 걱정할 필요가 없는 것은, 아이가 자라며 장내세균총들이 다양해지면서 이런 독성 물질은 장내에서 파괴됩니다. 또한 면역계가 제자리를 잡으면서 알러지 문제는 저절로 해결됩니다. 엄마들의 경험담을 들어보면, 아이에게 딸기 알러지가 있었지만 몇 개월이 지나 다시 먹었더니 괜찮아졌다는 경우가 많습

니다. 음식을 먹고 알러지 반응을 일으킨다는 것은 아직 그것을 처리할 수 있는 면역계가 미성숙하거나 장내세균들에 문제가 있다는 것을 의미합니다.

옛날에 아토피는 주로 어린아이들을 괴롭히는 질병이었습니다. 지금도 어린아이가 주 환자군이지만, 성인 아토피도 매우 많습니다. 성인 아토피는 어린아이보다 증상이 훨씬 심한 경우가 대부분입니다. 옛날에는 아토피는 크면 낫는 병이라고 생각해 별 치료 없이 그냥 두었고, 실제로 나이를 먹으면서 사라졌습니다. 성인이 되어서도 아토피가 좋아지지 않는다면 아직까지 자신의 몸에 침입한 독소를 해결할 수 있는 방법이 없다는 이야기입니다.

우리 몸은 독성 물질을 피하는 적응 방법의 하나로 '증상'을 겉으로 드러내는 것을 택해왔습니다. 거꾸로 가정해봅시다. 몸이 어떤 물질의 독성을 해결할 수 있는 능력이 없는데도 불구하고 그 물질을 섭취했을 때 아토피와 같은 반응 증상이 일어나지 않는다면, 그 물질을 거부감 없이 계속 섭취할 것입니다. 심지어 아무것이나 잘 먹는 건강 체질이라며 좋아할 수도 있습니다. 그러나 자신이 해결하지 못하는 독성을 계속 섭취하면 예측할 수 없는 많은 문제가 발생합니다.

한편 가려움증이나 발진과 같은 증상이 있을 때 증상을 제거하는 약들을 사용하는 것도 똑같은 문제를 일으킬 수 있습니다. 발진을 없애는 스테로이드 제재와 비스테로이드 제재는 독성 물질이 들어왔을 때 증상만 제거, 즉 알람을 끄는 역할만 합니다. 화재가 나 경보가 울리는데 불을 끄지 않고 경보기를 끄는 것과 같지요. 이것은 더 큰 문제를 유발할 수 있으므로, 아토피나 알러지 반응이 나타났을 때 단순히 경보를 끄는 행위는 삼가야 합니다.

아토피 자녀를 가진 부모들의 심정은 물론 이해가 됩니다. 아이가 가려워 괴로워하면 부모들도 아이를 부둥켜안고 밤새 울곤 합니다. 이때 증상 완화제를 사용하고픈 유혹을 이기기란 어려운 일이지요. 하지만 이보다는 빠른 시일 내에 유발 원인을 찾아 그것을 제거하려는 노력이 더 절실합니다. 경보기를 끄기보다 화재를 진압해야 합니다. 증상이 심해질 경우 우선 그날 먹은 음식의 리스트를 적어봐야 합니다. 음식에는 여러 가지 양념이 들어 있어 원인을 찾기가 어려울 수도 있습니다. 힘든 일이겠지만, 유발 가능 인자를 하나하나 적어서 찾아내야 결국 해결됩니다.

한 가지 희망은, 아토피가 있는 사람은 성인이 된 후 암에 걸릴 가능성이 현저히 낮다는 연구 결과가 있다는 겁니다. 이들은 가능한 한 스스로 독성 물질로부터 회피하려는 노력을 해왔기 때문입니다. 반면에 알람 기능이 꺼진 사람은 아무런 증상이 없어 자신에게 맞는지 안 맞는지도 모르고 다양한 종류의 음식을 먹게 되는데, 이들은 아토피를 가진 사람보다 암 발생률이 세 배 정도 높게 나타난다고 합니다. 결국 아토피라는 증상은 자신의 몸에 맞지 않는 음식들을 먹지 말라는 생존 적응 방법인 셈이지요.

성인이 된 후에도 여전히 아토피 증상이 지속되거나 혹은 성인이 된 후에 아토피가 새로 발생했다면, 제일 먼저 장내세균들의 균형이 깨졌을 가능성을 의심해야 합니다. 과도한 항생제 사용이나 장내세균들의 생존을 위협하는 독성 물질의 사용, 예를 들면 과도한 알코올의 남용은 장내 면역 담당 세균들을 교란하여 알러지 문제를 야기할 수 있습니다.

장내세균들을 다시 제자리로 돌리는 데는 많은 시간이 소요됩니다. 심한 경우에는 수년이 걸려도 완전히 돌아오지 않는다는 보고도 있습니다. 장내세균들에 문제가 발생하기 시작했다면 교정을 위한 노력을 어서 시작해야 합니다. 과도한 청결을 지양하고, 가능한 한 음식을 껍질째 섭취하고, 세균들의 먹거리를 지속적으로 공급하여 건강한 세균들이 우리 장내에 자리잡도록 해야 합니다.

몸에 영양이 과도하게 풍부하면,
균에게 아주 좋은 먹잇감이 됩니다

이것이 현대인이 끊임없이
만성 염증에 시달리는 이유입니다.

07

균들과 타협하며
살아가기

영양과 염증의 관계

우리는 아프면 보통 가만히 누워 있습니다. 누워 있기만 해도 병원체의 확산을 상당히 막을 수 있습니다. 오랜 시간에 걸쳐 신체가 획득한 정상적인 반응입니다. 뱀에게 물렸을 때 물린 부위를 덜 움직이면 독이 몸에 급속히 퍼지는 것을 막을 수 있는 것과 같습니다.

균과 사람은 항상 경쟁을 합니다. 균이 사람을 너무 심하게 아프게 해서 꼼짝도 못 하게 되면, 자신들이 세력을 확산하는 데 방해가 됩니다. 균의 입장에서는 사람들이 적당히 아파서 돌아다니는 것이 유리한 것입니다. 감기균의 입장에서는 환자가 돌아다녀야 다른 사람에게 전파되고, 그래야 다른 사람에게 들어가 증식하여 확산되는 것이 생존에 유리합니다. 한편 모기는 반대입니다. 사람들이 자꾸 돌아다니면 모기가 피를 빨기 어려워집니다. 가만히 누워 있어야 모기가 피를 빨고 말라리아균들을 증식시키기에 좋습니다. 이럴 때는 사람들이 누워서 움직이지 못할 정도로 아프게 해야 균에게 도움이 됩니다. 그래서 말라리아에 걸리면 환자는 움직이지 못할 정도로 무척 아픕니다.

상당수의 병원체들은 자신의 확산에 도움이 되는 숙주인 사람이 죽는 것을 원하지 않습니다. 숙주가 사망하는 것은 균들 자신에게도 도움이 되지 않으므로, 자신들의 확산에 도움이 되는 쪽으로 환자에게 증상이 나타나게 해야 이익입니다. 균들의 이런 성향을 알 필요가 있습니다.

몸에 과도하게 영양이 풍부하면, 균의 입장에서 아주 좋은 먹잇감이 됩니다. 이 사실은 달걀을 보면 쉽게 알 수 있습니다. 달걀노른자는 엄청난 영양 덩어리여서, 많은 균의 공격 대상이 됩니다. 달걀은 이런 공격을 피하기 위해 엄청난 단백질 덩어리인 흰자로 노른자를 둘러싸 균의 침입을 막습니다. 균은 결코 단백질 덩어리의 방어막을 뚫을 수 없습니다. 반면에 우리 몸은 무방비로 노출되어 있습니다. 과도한 영양 상태를 만들어 균의 공격을 부르고, 동시에 균들은 항생제 사용으로 갈수록 흉폭해지고 있습니다. 흉폭한 균이 영양 덩어리인 숙주를 공격하기가 얼마나 좋겠습니까? 이것이 현대인이 끊임없이 만성 염증에 시달리는 이유 중 하나입니다.

현대인은 여러 가지 이유로 몸속에 늘 염증을 가지고 살아갑니다. 만성 염증은 노화의 직접적인 원인이 되기도 합니다. 급성 염증이든 만성 염증이든 염증에 현명하게 대처하는 것이 최선의 건강관리이므로, 다시 한 번 자신의 염증 관리 방법에 대해서 고민해보아야 합니다. 결국 과도한 영양을 피하고, 균들을 직접 공격하여 광폭하게 변모시키지 말며, 항상 퇴로를 열어놓는 치료를 해야 합니다. 균들이 스스로 물러날 수 있는 환경을 만들어야 합니다.

인류는 아주 오랫동안 균, 기생충들과 함께 지내왔습니다. 이렇게 수만 년을 이들과 관계맺고 살아왔다는 것은 특별한 연관이 있다는 뜻이기도 합니다. 어느 날 하루 아침에 이들에게 맹공격을 가한다면 이들이 어떤 대처를 할지 아무도 알 수 없습니다. 또한 이들의 부재가 어떤 많은 문제들을 야기할지 아무도 예측할 수 없습니다. 우리와 오랜 세월 공생해온 이들과 협상을 통해 적절히 견세하는 것이 가장 현명한 방법입니다.

몸속에 균들이 침입하여 세력을 넓히려면
반드시 철분이 필요합니다.

이러한 균들의 철분 약탈 행위에
인체는 나름의 방어 기전을 동원합니다.

그것은 바로
철분이 많이 포함된 고기류의 음식을
스스로 거부하고 먹지 않는 것입니다.

08

아프면
왜 식욕이 떨어질까?

철분과 감염의 상관 관계

50대 여성 환자가 만성 빈혈 때문에 저를 찾아왔습니다. 아주 깡마른 분이었는데, 최근에 장염이 심하고 체중이 급격히 빠지며 어지러움이 심하다고 호소했습니다. 등산을 무척이나 좋아하는데 이제 등산가는 것도 힘들다고 했습니다. 과거 살이 빠지기 전 일상적인 생활은 어지러운 것 말고는 불편한 것이 없었는데, 문제는 철분 제제를 먹은 후부터 생기기 시작했습니다. 철분 제제를 먹고 얼마 지나지 않아 심한 장염에 걸려 고생하다가 체중이 5kg이나 빠졌습니다. 장염은 회복될 기미가 보이지 않고 회복과 악화를 반복하고 있다고 했습니다. 병원에서는 장염과 철분 제제 사이에 아무런 상관이 없다고 했지만, 저의 처방은 아주 간단했습니다. 철분 제제 복용을 중단하라는 것이었습니다. 그로부터 한 달 후 설사는 중단되었고, 체중은 점차 회복되기 시작했습니다.

철분이라는 영양소는 모든 생명체가 살아가는 데 필수적인 요소 중 하나입니다. 사람은 철분이 있어야 산소를 장기 곳곳으로 운반하는 헤모글로빈을 만들 수 있습니다. 헤모글로빈 속의 철분이 바로 산소와 결합하기 때문입니다.

그런데 철분은 사람에게만 필요한 것이 아니라 병원체에게도 필요합니다. 이들도 살아야 하니까요. 그래서 병원체도 철분을 얻기 위해 아주 치열하고 필사적인 경쟁을 펼칩니다. 반면 사람은 이 병원체들에게 철분을 빼앗기지 않기 위해 노력하지요.

몸이 아프면 왜 기름진 음식이 싫어지고 식욕이 떨어질까요? 몸속에 균들이 침입하여 세력을 넓히려면 반드시 철분이 필요합니다. 모기가 피를 필요로 하는 것처럼 균들도 피 속의 철분을 필요로 합니다. 이러한 균들의 철분 약탈 행위에 인체는 나름의 방어 기전을 동원합니다. 더 이상 자리를 내어주면 자신의 목숨도 위태로워지니까요. 인체는 균들과 직접 싸우는 전략을 펼치기 전에 균들이 물러나게 하는 방법을 먼저 사용합니다. 그 방법이 바로 균들이 쟁취하고자 하는 철분의 공급을 줄이는 것입니다.

우리 몸은 우선 외부로부터 공급되는 철분부터 차단합니다. 철분이 많이 포함된 음식을 먹지 않는 것입니다. 인간의 몸은 아플 때 철분의 흡수를 제한하는 쪽으로 가장 먼저 적응해왔습니다. 고기에 들어 있는 철분을 가능하면 덜 먹는 것이 생존에 유리했다는 거죠. 강아지 귀에 염증이 생겨 동물 병원을 찾으면, 수의사가 강아지에게 고기를 주지 말라고 합니다. 고기를 주면 염증이 확산된다고 딱 잘라 말합니다.

이것이 감염에 걸리면 우리 몸이 철분이 많이 포함된 느끼한 음식을 거부하는 이유입니다. 철분의 섭취는 우리의 생존에도 중요한 역할을 하지만 병원체들의 생존에도 매우 중요한 역할을 하고 있는 겁니다. 철분과 감염은 반드시 연관지어 생각해야 합니다. 장염으로 고생한 상담자가 철분 제제를 중지하자 금세 건강이 좋아지게 된 것도 쉽게 이해할 수 있는 일입니다.

병원균이 몸속에 들어오면 페리틴(체내의 철의 저장 단백질. 생체 내에서 철의 흡수와 저장에 관여한다)을 만드는 철분조절시스템의 유전자 스위치가 꺼져서 페리틴의 생산을 억제하고 몸에 철분이 저장되지 않게 만듭니다. 그래야 세균 침범을 막을 수 있고, 침범되더라도 큰 번식을 막을 수 있습니다. 만약 이 철분조절시스템의 유전자 스위치가 잘못되면 우리 몸속에는 필요한 것보다 훨씬 많은 철분이 쌓이게 됩니다. 그러면 침입자 세균들에게 공격의 대상이 됩니다.

철분을 가로채려는 병원균들과 그 병원균들로부터 철분을 지키려는 우리 몸의 노력과 긴장감 넘치는 경쟁은 항상 일어나고 있습니다. 인체는 철분이 너무 많아도 안 되고 너무 적어도 안 됩니다. 철분이 너무 적으면 산소가 원활하게 공급되지 않아 문제가 발생하고, 너무 많으면 균들의 좋은 공격 대상이 됩니다. 철분이 과도하여 관절이나 간 같은 장기에 쌓이면 만성 관절통과 기능 장애가 발생합니다. 저항력은 면역계에 의해서만 결정되는 것이 아닙니다. 철분에 의해서도 결정된다는 사실을 기억할 필요가 있습니다.

피를 뽑는 치료법의 기원

어딘가 아플 때 피를 빼는 방법은 우리에게 익숙합니다. '사혈'이라는 이름으로 알려진 이 방법이 한때 만병통치 치료법으로 여겨지던 시절도 있었습니다. 신기하게도 사혈은 상당수의 질병에 효과가 있었습니다. 피를 빼면 일시적으로 철분이 부족한 상태가 됩니다. 이런 상태를 주기적으로 만들어 병균들이 먹을 수 있는 철분을 빼앗아 생존을 못 하게 하는 것입니다. 우리나라에도 사혈에 대한 기록이 많이 있습니다. 《한방재활의학》이라는 교과서에 침으로 사혈을 한 후 부항을 흡착해 피를 빼내는 치료는 열병과 감염성 질환, 그리고 만성 염증에도 효과가 있다고 적혀 있습니다.

《아파야 산다》의 저자 샤론 모알렘의 주장에 따르면 사혈의 역사는 약 3000년 전 이집트로 거슬러 올라갑니다. 그리고 2000년 전 시리아에 있는 의사들이 거머리를 이용해 피를 빨아먹게 해 사혈을 했다는 기록도 있습니다.

이발소 간판은 중간에 흰색, 빨간색 등이 돌아가는 모양을 하고 있습니다. 이 모양은 신기하게도 동서양을 막론하고 모두 사용하고 있는데, 2000년 전 시리아의 의사들이 거머리를 이용해 사혈을 한 것이 기원이라는 설이 있습니다. 병에 걸린 사람들이 찾아오면 이발사가 주발에 담긴 거머리를 몸에 붙이고 흐르는 피는 다른 그릇을 받쳐 받았다고 합니다. 이발소 간판에서 흰색은 붕대를 의미하고 붉은색은 혈액을 의미한다고 합니다. 치료 후 빨아놓은 붕대가 바람에 흩날리는 모양이 지금의 이발소 간판이 돌아가는 모양이라고 합니다. 간판의 맨위에 놓인 반달처럼 생긴 둥근 접시는 거머리를 담는 접시이고 아랫부분의 반달 모양의 둥근 접시는 거머리가 빨아먹고 흘린 피를 담는 접시였다고 합니다. 당시에는 이발사가 찾아오는 사람들에게 사혈 치료를 해주면서 자연스럽게 외과 의사의 역할을 했다고 합니다. 당시의 사혈은 상당히 많은 양의 혈액을 빼내는 것이었습니다. 사혈이 유행하면서 더욱 과감하게 시행했는데, 환자가 어지러워 쓰러질 때까지 피를 뽑아야 효과가 있다고 믿었습니다. 미국의 초대 대통령인 조지 워싱턴 대통령은 인후염으로 고생하다가 사혈을 받았습니다. 쓰러질 때까지 사혈을 하는 것이 그 당시의 정설이었는데, 조지 워싱턴 대통령은 결국 과도한 출혈로 사망하는 비극을 맞게 됩니다. 이후부터 사혈은 야만적이고 비과학적인 치료라는 지탄을 받았고 결국 사라지게 됩니다.

최근 들어 진화의학 분야에서 철분과 감염에 대한 연구를 하면서 사혈이 다시 각광받기 시작했습니다. 세계적으로 거머리요법을 시행하고 있으며, 우리나라의 한의원에서도 거머리요법을 많이 하는 것으로 알려져 있습니다. 사혈을 단순히 고리타분하고 쓸데없는 옛날 치료 방법이라고 치부할 것이 아닙니다. 진화의학적 관점에서 사혈은 틀림없이 효과가 있는 방법입니다.

09

적게 먹고 일찍 자야
암에 안 걸린다

노화를 막고 암의 발병을 줄이는 방법

최근 발표된 논문을 보면 암도 일종의 노화 현상 중 하나라고 주장
합니다. 대부분의 암이 나이가 들면서 생기는 것도 이런 주장을 강
력히 뒷받침합니다.

　노화는 염색체가 세포분열을 할 때마다 염색체 끝에 있는 '텔로미
어'라는 것이 조금씩 줄어들어 생기는 현상입니다. 텔로미어의 길이
가 짧아져서 한계에 이르면 세포분열이 멈추는데, 인류의 염색체가
이런 방식을 택한 이유는 생각보다 간단합니다. 만약 세포 복제를
끝없이 계속 한다면 암이 됩니다. 암세포는 염색체를 무한 복제하는
데, 우리 몸은 세포가 복제를 무한히 하여 암세포가 되는 것을 막기

위한 장치를 가지고 있는 것입니다.

반대로 텔로머라아제라는 효소는 짧아지는 텔로미어를 아주 건강하고 긴 상태로 유지시켜줍니다. 텔로머라아제 분비가 왕성하면 노화가 방지되고 젊은 세포를 유지할 수 있는 것입니다. 그러나 텔로머라아제를 만드는 유전자 스위치는 우리 몸이 나이가 들면서 꺼지도록 설계되어 있습니다. 스위치가 꺼지면 텔로미어가 점점 짧아지고, 노화가 일어나고, 사망에 이르게 됩니다.

이론적으로 텔로머라아제를 생산하는 유전자 스위치를 켜면 노화가 해결된다고 간단하게 생각할 수도 있습니다. 그러나 만약 인위적으로 텔로머라아제를 우리 몸에 투입하면 암이 발생할 가능성이 매우 커집니다. 앞에서도 보았듯이 세포가 사멸하지 않고 계속 세포분열을 해 암이 되기 때문입니다. 일정한 나이가 되면 텔로머라아제를 만드는 유전자 스위치가 꺼져 텔로미어를 감소시키는 것이 인류가 암으로부터 자신을 구하는 적응 전략이었던 것입니다. 결국 노화는 생존을 위해 감수할 수밖에 없었던 것이지요.

암세포는 스스로 텔로머라아제 효소를 분비해서 텔로미어가 줄어들지 않게 합니다. 계속적으로 세포 복제를 하게 해 세포가 점점 커지는 것입니다. 보통 세포는 세포가 자살을 하고 새로운 세포를 복제하면서 세대교체가 되는데, 암세포는 자살을 하지 않고 계속해서 증식만 합니다. 텔로머라아제를 생산하는 유전자 스위치를 계속 켜면 암의 위험이 있고, 반대로 꺼버리면 노화를 감수해야 합니다. 이렇듯 노화와 암은 아주 밀접한 관계가 있습니다.

여기서 중요한 한 가지를 짚고 넘어가야 합니다. 우리의 유전자는 여러 원인에 의해 끊임없이 손상을 입습니다. 여러 가지 독성 물질에 의해 손상을 입기도 하고 세포가 복제되는 과정에서 잘못 복제되거나 손상을 입기도 합니다. 만약 유전자 염기 서열 중 하나만 흐트러져도 아주 심각한 문제가 생깁니다. 이런 잘못이 누적되면 많은 유전자 스위치가 꺼지는 문제도 생깁니다.

우리 몸에서는 잘못된 유전자를 수정하고 교정하는 과정이 진행되어야 됩니다. 유전자를 수정하고 수리하는 중요한 효소 중 하나가 시르투인(sirtuin)이라는 단백질입니다. 원래 이 단백질은 박테리아 같은 원핵생물의 유전자 안에 있는데, 독성 물질에 의한 유전자 손상이나 나이가 들면서 수없이 세포가 분열하다 생긴 유전자 손상을 수정하는 역할을 합니다. 시르투인을 잘 사용하면 암 공포가 없는 시대가 가능해질지도 모릅니다. 시르투인은 앞으로 인간의 수명을 연장시킬 수 있는 핵심 키 중 하나입니다.

시르투인은 우리 몸에서도 생산되는데, 언제 가장 왕성하게 생산되는지가 큰 관심일 수밖에 없습니다. 인류뿐만 아니라 많은 생명체들이 잠을 자는 이유가 무엇일까요? 단순히 깜깜한 저녁에는 할 일이 없어서가 아닙니다. 24시간 동안 계속 행동할 수 있다면 얼마나 큰 이득이겠습니까. 그러면 우리는 지금보다 훨씬 더 많은 시간을 즐거워하며, 더 많은 시간 동안 활기차게 일할 수 있을지도 모릅니다.

그럼에도 불구하고 인류는 잠을 자는 것에 적응해왔습니다. 잠을 자는 이유는 단순히 피로를 회복하기 위함이 아닙니다. 첫 번째, 잠을 잘 때 시르투인이 왕성하게 생산되어 손상된 유전자들을 수리합니다. 이것이 바로, 인류가 잠이라는 어쩌면 시간 낭비 같아 보이는 것에 적응해온 이유입니다. 세포분열이 왕성한 어린아이들은 유전자가 손상될 확률도 높습니다. 그래서 아이들은 어른보다 훨씬 잠을 많이 잠으로써, 쉽게 잠들지 못하는 어른들과 비교도 되지 않을 만큼 큰 이득을 얻습니다.

두 번째, 시르투인은 배고플 때 생산됩니다. 인간의 유전자는 배부른 시절보다 배고팠던 시절이 더 많아, 배고픔에 적응되어 있습니다. 배고픔을 느끼기 시작할 때, 몸속에서 노화를 늦추는 유전자를 수리하는 시르투인이 분비되기 시작한다는 사실을 알아야 합니다. 그러면 배가 고플 때 즉각적으로 밥을 먹어야 할지, 아니면 어느 정도 배고픈 게 좋은 것인지 금방 알 수 있습니다. 현대인은 배고플 겨를이 없습니다. 배고프지 않아도 시간에 맞추어 '식사'라는 행사를 하는 것이 오래전부터 습관이 되어, 조금만 배가 고파도 밥을 챙겨 먹습니다. 적게 먹고 배고픈 것이 생명 연장에 중요한 역할을 합니다. 지금 배고픔을 참는 것이 당장 먹는 것보다 훨씬 더 생명에 이득이 됩니다.

나아가 평소 어떤 식습관을 가질 것인지 생각해보면, 답은 간단합니다. 배가 고픈 상태에서 잠을 자는 것입니다. 이때가 바로 시르투인이 최고조로 생산되어 유전자를 수리하는 시간입니다. 이 시기를 놓치지 말아야 합니다. 저녁을 적게 먹고 배고픈 상태에서 잠을 자는 단순한 실천 하나만으로도 노화를 획기적으로 늦추고, 암을 예방할 수 있습니다. 오늘부터 당장 실천해보시기 바랍니다.

운동을 할 때
우리 몸은 많은 에너지를 필요로 하는데,
이때 부수적으로
많은 활성산소가 발생합니다.

과도한 활성산소를 만드는 운동을
한꺼번에 몰아서 하는 것은
권장할 일이 아닙니다.

10

운동하면
늙는다

노화에 대한 색다른 시각

세포 내의 기관인 미토콘드리아는 탄수화물, 단백질, 지방을 이용해 에너지를 만드는 데 산소를 사용합니다. 이 에너지를 생산하는 과정에서 부차적으로 활성산소가 발생합니다. 수많은 독성 물질과 노폐물을 해결하기 위해서는 활성산소가 어느 정도 필요하지만, 활성산소는 우리 몸도 산화시킵니다.

원시시대의 우리 조상들이 운동을 했다는 것은 말이 되지 않습니다. 근본적으로 따지자면, 우리 몸은 운동이 필요한 유전자를 가지고 있는 것이 아닙니다. 인류는 운동 부족으로 건강이 나빠져 사망하는 것이 아니라, 많이 움직이기 때문에 죽는 겁니다. '많이 움직이는 것'이 문제입니다.

운동을 할 때 우리 몸은 많은 에너지를 필요로 하는데, 이때 부수적으로 많은 활성산소가 발생합니다. 운동을 해서 얻는 이득도 있지만 활성산소 때문에 손해도 생깁니다. 이것은 운동선수들이 빨리 늙는 이유이기도 합니다. 100세를 넘겨 장수하는 사람들 중에 운동선수가 별로 없다는 것도 생각해봐야 할 사실입니다. 운동이 장수와 관계가 있다면 프로 운동선수들이 가장 오래 살아야 하는데, 현실은 그렇지 않습니다.

운동은 사실 그다지 필요하지 않습니다. 우리 유전자는 운동 유전자가 아니라 그저 앉아 있지 않는 유전자라는 것을 명심해야 합니다. 현대 직장인들은 주로 움직이지 않고 앉아 있을 수밖에 없으니 시간을 내 운동이라도 하는 것이 그나마 좋다고 한다면 동의합니다. 하지만 늘 앉아 있다가 과도한 활성산소를 만드는 운동을 한꺼번에 몰아서 하는 것은 결코 권장할 일이 아닙니다.

남태평양 뉴질랜드의 스티븐스라는 섬에 카카포라는 앵무새가 있는데, 이 앵무새는 날지 못합니다. 섬이 대륙으로부터 2,400km나 떨어져 있기 때문에 하늘을 나는 새 외에는 이곳에 올 수 있는 종은 없습니다. 천적이 없으니, 이 앵무새는 날 필요가 없었고 날지 못하는 쪽으로 적응한 것입니다. 풍부한 먹이와 천적이 없는 상태에서 이들은 많이 움직일 필요가 없습니다. 그래서 보통 앵무새보다 훨씬 오래인 100년 가까이 산다고 합니다. 이 섬의 박쥐도 날지 못합니다. 땅에 사는 벌레를 먹고 사는데 역시 수명이 다른 박쥐보다 길다고 합니다.

스티븐스 섬의 투아타라라는 파충류는 1억 년 이상 이 섬에 생존해 있는 살아 있는 화석입니다. 투아타라는 일주일에 한 번 움직일 만큼 거의 움직이지 않습니다. 역시 천적이 없어서 많이 움직일 필요가 없는 것입니다. 호흡도 몇 시간에 한 번씩 할 정도입니다. 하지만 이 투아타라도 사람들에 의해 천적이 들어오면서 개체수가 급격히 줄어들었다고 합니다. 많은 대사가 수명에 악영향을 끼친다는 것은 사실입니다. 그럼에도 우리에게 운동이 필요하다면, 그것은 오직 움직이는 것뿐입니다.

너무 잘 먹어도 늙는다

의료 기술이 발전하고 새로운 치료 방법들이 많이 생기면서 인간의 수명은 해마다 연장되고 있습니다. 하지만 자세히 들여다보면 통계의 허점을 발견할 수 있습니다. 조선 시대의 평균수명은 40세였는데 반해 요즘의 평균수명은 80세입니다. 마치 인간의 수명이 늘어난 것처럼 보이지만 이것은 그저 평균 수명이 늘어난 것뿐입니다. 조선 시대에 100세까지 살았던 사람은 지금도 100세를 살며, 수명이 길어져 200살까지 사는 것은 아닙니다. 최대 수명은 조선 시대나 지금이나 똑같습니다.

평균수명의 연장도 중요하지만, 더 중요한 것은 절대수명의 연장입니다. 장수에 대해 연구하는 많은 의학자들은 유전자 스위치만 잘 조절하면 인간이 150세까지 사는 것이 가능하다고 주장합니다.

배고픔이 시르투인의 분비를 촉진해 노화를 방지하는 것과는 반대로 지나친 영양은 생체 시계를 빨리 가게 해 노화를 촉진시킵니다. 특히 고영양식일 때 사람의 생체 시계 유전자가 켜져 생체 시간이 빨리 갑니다. 노화를 고민하는 사람들은 타고난 유전자를 탓할 것이 아니라 자신의 생활 방식을 바꿈으로써 유전자의 발현을 조절할 수 있습니다. 환경, 먹거리, 생활 방식을 들여다보길 권합니다.

11

기억력을 높이려면
햇볕을 쬐라

심혈관 질환, 암, 기억력 장애의 가장 쉬운 치료법

요즘 골다공증이 노인뿐만 아니라 젊은 여성에게서도 많이 나타나 문제가 되고 있습니다. 골다공증 하면 가장 먼저 떠오르는 단어는 칼슘, 비타민 D로, 이 두 요소에 대해 좀 더 살펴볼 필요가 있습니다.

비타민 D의 주요 기능은 칼슘의 운반입니다. 비타민 D는 주로 고등어 같은 생선류에 포함되어 있고 버섯에도 소량 존재합니다. 하루에 필요한 비타민 D를 음식으로 섭취하려면 우유 4*l*를 마셔야 된다고 합니다. 따라서 현실적으로 음식을 통해 필요한 섭취량을 다 흡수하기는 어렵습니다. 또한 칼슘은 자신을 필요로 하는 뼈 같은 곳으로 이송되어야 하는데, 이 이송도 만만한 문제가 아닙니다. 바로 이 칼슘을 흡수시키고 우리 몸속에서 이동하는 역할을 하는 것이 비타민 D입니다.

비타민 D는 직접 식품을 통해 흡수하는 방법 외에, 햇볕을 쬐면 세포막에서 생성됩니다. 인류의 먼 조상이 어떤 방법으로 비타민 D를 합성하여 적응해왔는가를 살펴봄으로써 골다공증에 대한 이해를 높일 수 있습니다.

햇볕이 아주 뜨겁고 자외선이 많은 아프리카 사바나를 한 번 생각해봅시다. 수많은 동식물이 서로 어우러져 있고, 뜨거운 햇볕을 피해 그늘에서 쉬고 있는 사자도 볼 수 있으며, 두꺼운 피부나 두툼한 털로 무장한 동물들도 상상할 수 있을 것입니다. 이런 방법으로 자외선으로부터 몸을 보호하는 데는 성공했지만 한 가지 문제가 생기기 시작했습니다. 비타민 D의 합성에 문제가 생긴 것입니다. 왜냐하면 비타민 D는 주로 햇볕을 통해서 얻을 수 있기 때문입니다.

햇볕은 비타민 D의 합성에는 도움이 되지만 엽산을 파괴해 신경 손상을 일으킵니다. 신경 손상은 치명적이며 인류 생존에 매우 불리한 사건입니다. 결국 우리 인류는 비타민 D의 합성보다 신경을 보호하는 쪽으로 적응하는 것을 선택하게 됩니다. 햇볕이 아주 뜨거운 지역의 사람들은 멜라민 색소를 만드는 유전자 스위치를 켜서 피부를 검게 만들어 자외선을 차단하는 쪽으로 적응합니다.

이후 인류의 조상들은 일조량이 아주 적은 북유럽 쪽으로 이동하면서 또 다른 문제에 직면합니다. 적은 일조량 때문에 비타민 D의 합성이 심각하게 떨어진 것입니다. 그러자 이제는 비타민 D의 합성 문제가 신경 손상만큼이나 심각한 문제로 받아들여지기 시작합니다. 다행히 이곳은 햇볕의 양이 적어 신경 손상의 가능성이 적습니다. 그러면 피부는 햇볕을 많이 받아들여 비타민 D의 합성에 유리하도록 적응합니다. 피부의 색이 옅어집니다. 그래서 북유럽 쪽으로 올라갈수록 사람들의 피부색이 점점 옅어지는 것입니다.

하지만 아직까지 모든 문제가 해결된 것은 아닙니다. 옅은 색의 피부로 인하여 발생할지 모르는 신경 손상은 여전히 걱정거리입니다. 결국 적은 자외선이라고 하더라도 혹시 있을지 모르는 신경 손상을 방지하기 위해서 털이 나기 시작합니다. 그래서 피부색이 옅어지고 몸에 털이 많은 쪽으로 적응합니다.

한편 황색의 피부를 가진 동양인들은 아주 절묘한 피부색을 가지고 있다고 생각합니다. 피부가 검지 않아 어느 정도의 비타민 D도 생성할 수 있고, 동시에 희지도 않아 신경 손상도 어느 정도 예방할 수 있습니다. 백인들에 비하면 자외선으로 인한 피부암 같은 질환이 흔하지 않고, 흑인보다는 비타민 형성이 잘 됩니다.

비타민 D의 효과는 아주 다양합니다. 그중에서도 아주 중요한 기능은 암 발생을 억제하는 유전자의 스위치를 켜는 것입니다. 비타민 D는 단순히 햇볕을 쬐는 것보다 햇볕 아래에서 몸을 많이 움직일 경우, 즉 햇볕 쬐는 것과 몸을 움직이는 것 두 가지가 합쳐졌을 때 극대화됩니다. 특이한 것은, 이 두 가지를 동시에 했을 때 대뇌의 기억을 관장하는 유전자의 스위치도 켜진다는 것입니다. 따라서 현대 도시 생활에서처럼 야외 활동이 줄어들면 골다공증만 발병하는 것이 아니라 암도 발병할 수 있으며 또한 인지 장애의 문제가 생길 수 있는 것입니다.

결국 우리 조상들이 적응해온 방식처럼 끊임없이 야외에서 몸을 움직이는 것이 우리에게도 이득이 된다는 것을 알 수 있습니다. 인위적인 햇볕을 쬐는 것보다는 자연스럽게 바깥 활동을 늘리는 것, 인위적인 운동을 하는 것보다는 끊임없이 바깥에서 몸을 움직여주는 것, 이것이 결국 기억 세포를 관장하는 유전자를 켜고, 암 억제 유전자를 켜고, 비타민 D 합성을 높여 골다공증을 예방할 수 있게 하는 것입니다.

요즘 언론 매체의 보도를 보면, 특히 도시민들이 비타민 D가 부족하다고 합니다. 심각한 대기오염과 하루 종일 실내에서 머무르며 움직임이 적은 업무 습관이 직장인들에게 심각한 문제가 되고 있는 것입니다. 현대인들은 햇볕을 너무 두려워하는 것 같습니다. 자외선 차단제의 SPF 지수는 점점 더 올라가고 있습니다. 그러나 우리나라 사람들의 경우 자외선으로 인한 손해는 그렇게 크지 않고, 반면 자외선을 쬐면서 얻는 이득은 훨씬 크다는 것을 알아야 합니다.

햇볕은 비타민 D와 심혈관 질환, 암 그리고 기억력 장애와도 아주 밀접한 관계가 있다는 것을 기억해야 합니다.

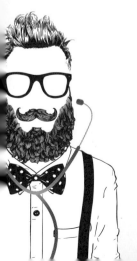

우리 몸과 어떻게
타협하며 살 것인가

체온 조절의 중요성과 임신의 갖가지 문제들

자연의 적응 과정을 생각해본다면,
난임은 자신을 둘러싸고 있는
환경의 문제일 수 있습니다.

우리 몸이 스스로
태평성대라고 느낄 수 있도록
주변을 편하게 만드는 게 필요합니다.

01

난임 문제는
마음먹기에 달려 있다

전쟁 유전자 스위치를 꺼라

요즘 난임이 심각한 사회 문제로 여겨지고 있습니다. 제가 아주 친하게 지내는 부부도 몇 년 전부터 임신이 되지 않아 신경이 많이 쓰이는 모양입니다. 결혼 초기에는 각자 직장일에 집중하고 싶어서 아기는 좀 천천히 가지기로 하였다고 합니다. 주변에서 임신이 어려울 수 있다고 많은 걱정을 했지만 젊은 나이여서 걱정 없이 지냈다고 합니다. 그리고 몇 년이 흘러 이제 아기를 가지기로 하고 노력하였지만 잘 안 되었고, 시간이 지나면서 점차 초조해지기 시작했습니다. 급기야 병원을 방문하게 되었는데, 검사 결과는 예상 외로 모두 정상이었습니다. 이때부터 더 마음이 초초해지기 시작했다고 합니다. 건강에 이상이 있으면 치료라도 하겠지만, 정상이라고 나오니 본인들이 할 수 있는 일이 아무것도 없었던 것입니다.

거북은 알을 낳기 위해 긴 항해를 한 후 모래로 올라와 적당한 위치에 모래를 파고 알을 낳습니다. 그러나 주위에는 거북의 알을 노리는 수많은 새 떼들이 알을 낳기만을 기다리고 있습니다. 알을 직접 노리는 것도 있지만 부화하기를 기다렸다가 새끼를 낚아채는 것들도 많습니다. 운 좋게 이런 천적이 적으면 많은 수의 새끼들이 알을 깨고 나오지만, 천적이 많은 경우 부화에 실패할 확률이 높아집니다. 좀 더 영장류에 가까울수록 아예 임신을 보류하는 경우도 많습니다. 척박한 환경에서 새끼를 양육하는 것이 어렵다고 판단되면 생리를 중단하고 임신을 늦추는 것입니다. 이런 결과를 사람에 적용시키는 것은 무리가 있고 좀 더 상세한 연구가 있어야겠지만, 이것이 시사하는 의미는 적지 않습니다.

자연의 적응 과정을 생각해본다면, 난임은 자신을 둘러싸고 있는 환경이 실제 임신을 하기에 문제가 있음을 의미하는 것일 수 있습니다. 어려운 상황에서 작동하는 유전자 스위치를 켜고 있는 경우일 확률이 높습니다. 스스로 전쟁 중이라고 생각하는 것이지요. 그래서 저는 주변인들에게 너무 임신에 신경 쓰면 안 된다고, 오히려 마음 편히 먹으면 성공한다고 조언을 해줍니다. 실제 이런 경우가 많기도 합니다. 상담을 한 분 중에도 10년 가까이 임신을 위해 노력하다가, 나이가 40이 되어 더 이상 기대를 하기 어렵다고 생각하고 자녀를 입양하기로 결정한 분이 있습니다. 그런데 입양 절차를 알아보던 중 우연히 임신에 성공하였습니다.

이 사례에서도 알 수 있듯이 자신에게 자꾸 스트레스를 주면, 우리 몸은 전쟁 상태라고 생각하여 거기에 맞는 유전자 스위치를 켤 수밖에 없는 것입니다.

우리는 우리 몸이 태평성대라고 느끼도록 마음을 먹어야 합니다. 내려놓는 삶이 필요한지도 모르겠습니다. 너무 앞만 보고 달리고 있지 않은지 돌아보는 것도 중요한 치료 방법이라고 생각합니다. 세상은 그저 앞만 보고 달리는 것이 잘 사는 인생이라고 부추기지 않습니까? 오직 열심히 사는 것만이 미덕인 세상에 살고 있지 않습니까? 이런 환경이 지속된다면 우리 유전자에 어떤 문제가 야기될지 고민해봐야 합니다. 난임도 이런 맥락에서 생각해보는 것이 필요합니다.

태아는 유산을 최소화하고
자신의 생존을 지키려는
적응 기전을 발전시켜 왔습니다.

마찬가지로 엄마는,
다음 출산을 위해
위험이 있는 태아를 처리하는
전략을 지켜왔습니다.

엄마의 이해관계와
태아의 이해관계는
일치할 수 없습니다.

02

임신은 태아와 엄마의 치열한 생존경쟁이다

입덧, 유산, 임신중독 이해하기

입덧 때문에 괴로워서 더 이상 아이를 갖지 못하겠다는 분을 많이 봅니다. 그만큼 고생이 심하다는 뜻이겠지요. 1950년대에 입덧을 해결해준다는 탈리도마이드(thalidomide)라는 약물이 개발되어 그 당시 상당히 유행을 했습니다. 고통받는 임산부들에게는 신의 축복과 같은 소식이었지요. 그러나 실제 결과는 참담했습니다. 이 약의 부작용 사례들을 사진으로 보았는데, 아기가 양 팔과 양 다리가 없이 오직 얼굴과 몸통만 있는 사진이었습니다. 임신 중 단 한 번이라도 이 약물에 노출되면 기형이 발생할 수 있다고 밝혀지면서 세상에 큰 충격을 주었습니다. 무려 1만 2000명에 이르는 기형 출산과 유산이 발생한 것입니다. 그렇다면 엄청난 부작용을 가진 약까지 등장시킨 초기 임산부를 괴롭히는 입덧은, 도대체 왜 생기는 것일까요? 방어 기전으로 봐야 할까요, 아니면 적응 과정의 결함으로 봐야 할까요? 입덧, 유산, 임신중독증(임신성 고혈압) 같은 임신 단계에서 피하고 싶은 여러 문제들도 진화의학의 측면에서 살펴볼 필요가 있습니다.

입덧은 자라나는 태아가 자신의 생존을 더 높이려는 방어 기전이라는 것이 다수의 의견입니다. 입덧을 하는 것은 태아를 보호하기 위한 전략으로 적응해온 결과라는 것입니다. 임신 초기의 입덧과 산모의 음식 혐오증은, 해결해야 하는 문제라기보다는 독성이 있는 음식으로부터 태아를 보호하여 임신 성공률을 높이기 위한 방법입니다. 인간융모생식샘자극호르몬(HCG)은 임신 유지 호르몬으로, 태아가 임신 상태를 계속 유지하기 위하여 분비합니다. 이 호르몬의 분비가 입덧을 심해지게 하지만 태아의 자궁 착상률을 높이는 것이지요.

그러나 입덧이 장점만 주는 것은 아닙니다. 입덧이 아주 심하게 오래 지속되는 경우 구토, 탈수, 체중 감소로 이어져 산모가 사망할 수도 있기 때문입니다. 또한 임신 전부터 영양 상태가 좋지 않은 산모들에게는 입덧이 영양부족 상태를 가중시켜 임신을 더욱 어렵게 할 수도 있습니다.

난자와 정자가 만나서 수정란이 만들어진다고 하더라도 상당수는 자궁에 착상하지 못합니다. 또 어렵게 착상이 된다고 하더라도 그중의 10~20%는 임신 첫 3개월 안에 유산됩니다. 진화의학의 측면에서 초기 유산은, 결과적으로 이득이 되는 쪽으로 결정되는 것일 뿐입니다. 임신, 출산, 양육 과정에서 엄청난 투자가 이루어지기 때문에 진화적 관점에서 보면 건강하지 못한 아이를 임신해서 출산, 양육하는 것은 에너지의 낭비이기 때문입니다. 차라리 유산을 유도하고 다음 자식에 에너지를 쓰는 것이 생존에 더 유리하였을 것입니다. 실제로 첫 3개월 동안 유산되는 임신의 상당수는 염색체 이상을 가지고 있는 것으로 알려져 있습니다. 염색체 이상이 있는 경우에는 임신 유지 호르몬의 분비를 줄여 우리 몸이 자연스럽게 유산을 유도하는 것이지요.

그래서 입덧이 심하다는 것은 임신 유지 호르몬의 분비가 왕성하여 임신 성공률을 높이려는 것이라고 할 수 있습니다. 이 호르몬은 태아가 분비를 유도하는 것으로, 그만큼 태아의 생존력이 강하다고도 할 수 있습니다. 임신 후기로 접어들면서 입덧으로 인한 엄마의 심각한 영양 결핍도 태아는 별 문제 삼지 않습니다. 즉 태아는 엄마의 건강을 위협하더라도 스스로 임신을 지속시키는 방법으로 적응했다는 것을 의미합니다.

임신 기간 중 처음 3개월을 무사히 넘기면 유산의 위험은 현저히 줄어들지만 엄마와 태아의 갈등은 지속됩니다. 특히 영양분을 두고 경쟁합니다. 의학적 관점에서 보면, 엄마가 임신 중에 심한 영양 부족을 경험하면 태아의 환경도 저절로 나빠져 유산이 많을 것이라고 예상할 수 있습니다. 하지만 놀랍게도 이런 예상은 자주 빗나갑니다. 물론 임신 중 영양 부족이 태아의 건강에 영향을 미치지 않는 것은 아닙니다. 이런 아이들은 성장 장애가 나타날 수 있고 작게 태어나 평생 건강에 영향을 받는다는 증거도 많습니다. 그러나 태아는 자신의 생존을 우선적으로 생각합니다. 그리고 생각보다 엄마의 영양 상태는 태아의 생존에 치명적이지 않습니다.

태아는 때로 이식된 조직으로 여겨지기도 합니다. 장기이식이 종종 실패하는 것과 마찬가지로, 태아라는 이식 조직이 간혹 유산하는 것도 놀라운 일은 아닙니다. 특히 태아가 엄마의 유전자를 50%만 공유하는 것을 생각해보면 더욱 이상한 일이 아닙니다. 결국 50%는 이질적인 유전자이니까요.

진화의학 관점에서 보면, 엄마의 이해관계와 태아의 이해관계는 일치하지 않습니다. 임신을 부모와 태아의 갈등으로 이해합니다. 엄마 입장에서는, 태아가 자신의 건강을 치명적으로 해치거나 나중에 태어날 아이의 출산을 방해한다면 임신을 끝내는 것이 최상의 선택일 수 있습니다. 그러나 이런 엄마의 입장과는 다르게 태아의 입장에서는 태어나는 것이 자신의 유전자 보존에 유리합니다. 태아는 아무리 상황이 어렵더라도 임신을 유지하도록 하는 것이 최상의 선택인 것입니다. 결론적으로 태아는 유산을 최소화하고 자신의 생존을 최대화하려는 적응 기전을 발전시켜왔습니다. 마찬가지로 엄마는 위험이 있는 태아를 처리하는 전략을 지켜온 것이지요. 그러므로 임신은 엄마와 태아의 생존경쟁이라고도 할 수 있습니다.

엄마와 태아 사이에 영양분을 두고 벌어지는 경쟁 중 대표적인 것이 임신성 당뇨와 임신중독증(고혈압)입니다. 임신성 당뇨와 임신중독증은 태아가 자신의 발달에 최적의 조건을 만들기 위해 엄마의 상태를 바꾸는 것입니다. 태아 자신에게 산소와 영양분이 잘 전달되도록 엄마의 당 수치를 높이고 혈압을 높이는데, 이것이 엄마에게는 심각한 질병으로 나타날 수 있습니다.

당뇨가 없는 건강한 여성은 혈당이 식후 즉시 올라갔다가 인슐린이 분비되면서 다시 정상으로 돌아옵니다. 그러나 임신 후반기에 접어들면 식사 후 한참이 지나도 혈당이 높은 상태로 유지되어 태아에게 더 많은 당이 공급되도록 합니다. 태아가 엄마의 건강을 희생시키더라도 자신은 많은 당분을 섭취하는 것입니다. 하지만 이런 반응은 태아의 생존에는 유리하게 작용하지만 오래 지속될 경우 엄마에게 심각한 문제를 초래할 수 있고, 나아가 태아의 건강에도 문제를 일으킬 수 있습니다. 이런 태아는 나중에 당뇨병이 생길 위험이 높아집니다.

임신성 당뇨가 선진국에서 많이 생기는 질병이라면, 임신중독증은 선진국과 개발도상국 모두에서 발생합니다. 임신중독증은 산모의 혈압이 높아지는 증상으로 임산부 전체의 10% 정도에서 나타나는 것으로 알려져 있습니다. 임신중독증의 치료 방법은 태아와 태반을 빨리 배출해내는 것으로, 미숙아 출산의 가장 큰 원인입니다. 태아와 태반이 사라지면 엄마의 혈압은 정상으로 돌아오지만, 태아를 정상보다 일찍 낳아 미숙아를 양산하는 것이지요. 임신중독증이 있는 상태로 임신이 계속되면 산모는 신장, 간, 뇌에 손상을 입게 되고 심한 경우 간질이 발생하기도 합니다.

불행히도 임신중독증을 연구할 수 있는 동물 모델이 없어서 원인과 치료 방법에 대한 연구가 어려운 실정입니다. 이 말은 다른 동물에는 임신중독증이 잘 생기지 않는다는 것을 뜻합니다. 임신중독증은 태아의 뇌 발달 때문에 발생하는 일종의 반응이라는 주장이 많은데, 점점 커지는 뇌에 필요한 산소를 원활하게 공급하기 위해서는 혈압을 높일 수밖에 없다는 것입니다.

임신중독증은 보통 첫째 임신 때 많이 나타납니다. 임신중독증의 위험을 낮출 수 있는 진화의학적 권고는 풍부한 산소의 공급이 이루어질 수 있는 행동을 취하는 것입니다. 예를 들면 심호흡, 요가 같은 것이 그것입니다.

또 한 가지는 부부가 여성의 비가임기에 충분히 관계를 가진 뒤 가임기에 맞추어 다시 관계를 가져 임신하는 것입니다. 그것은 임신중독증을 새로운 정자 노출과 관련된 질환으로 보기 때문입니다. 즉, 여성의 면역계가 남성의 정자를 항원으로 인식하여 거부 반응을 보이지 않도록 여러 차례 부부관계를 가져 익숙하게 한 뒤 임신하면 더 건강한 아이를 가질 수 있습니다. 아직 더 많은 연구가 필요한 단계이기는 하지만 대안이 없는 상황에서 한 번쯤 실천해볼 만한 제안입니다.

체온이 1℃ 떨어지면
면역력은 30% 감소하고,
체온이 1℃ 올라가면
면역력은 5배 증가합니다.

어느 정도 열이 난다는 것은
신체가 적들과 싸우고 있는
정상적인 반응입니다.

03

사람은 왜 체온을
항상 일정하게 유지해야 할까

체온과 생존의 관계

체온은 신체 내부의 온도를 뜻합니다. 체온은 동서양의 차이가 없으며, 보통 새벽 4~6시 동틀 무렵에 가장 떨어지고 저녁 6~8시에 가장 높습니다. 여성은 월경주기에 따라 체온이 변하기도 하며, 소아가 성인보다 약간 높습니다. 노인이 되면 체온이 떨어지는 경향이 있습니다. 주변의 온도도 체온에 영향을 주는데, 주변 온도가 $10°C$ 정도 올라가면 체온은 $0.7°C$ 정도 상승하는 걸로 알려져 있습니다. 여름과 겨울에도 차이가 나는데, 여름에는 체온이 $0.5°C$ 정도 높습니다. 이렇게 체온은 외부의 영향을 받기도 하지만, 사람은 대개 일정한 체온을 유지합니다.

인간의 경우, 체온을 조절하는 중추가 뇌의 시상하부에 있고 온도 수용기는 피부에 있습니다. 피부에 있는 온도 수용기로부터 체온이 떨어졌다고 인식되면 시상하부에 자극을 줘 체온을 높이게 하는 여러 기전들이 작용합니다. 또 피부에 있는 온도 수용기뿐만 아니라 혈액의 온도도 뇌가 감지합니다. 시상하부로 가는 혈액을 따뜻하게 해서 보내면 온도가 높다고 인식해 체온을 낮추게 하고, 반대로 시상하부로 가는 혈액을 냉각시켜서 보내면 체온이 낮다고 인식해 체온을 올리라는 명령을 보냅니다. 시상하부가 체온 조절기 역할을 하는 것이지요. 인간은 이런 방식으로 일정한 체온을 유지합니다.

그렇다면 인류는 왜 항상 일정한 체온을 유지하는 것으로 적응해 왔을까요? 생명체 중에는 변온동물도 존재하는데 말이지요. 파충류는 온도를 항상 일정하게 유지할 필요가 없습니다. 주변의 온도가 떨어지면 자신의 체온도 낮아집니다. 그런데 항온동물은 주변의 온도가 낮아지면 엄청난 노력으로 열을 내 항상 일정한 체온을 유지해야 살 수 있습니다. 언뜻 보기에 이것은 상당히 많은 에너지가 소비되는 낭비적 기전으로 보여집니다. 하지만 이런 선택을 한 데에는 역시 이유가 있습니다.

주변의 온도 변화에 따라 체온이 변하는 것이 생존에 더 나을 수 있다고 생각할 수 있지만 실상은 다릅니다. 날씨가 추워지면 변온동물은 체온이 내려가 대사가 떨어지고 활동을 할 수 없게 됩니다. 반면에 체온을 항상 일정하게 유지하는 경우, 엄청난 이득을 봅니다.

공룡이 살던 2억 5000만 년 전, 이 시기에 등장한 것으로 알려진 포유류는 그 당시만 해도 굉장히 작은 몸집이었습니다. 지금의 생쥐보다 더 작았습니다. 이렇게 작은 포유류는 지구의 지배자인 공룡과 함께 있으면서 어렵게 생존해나갔습니다. 은신해 살면서 어두울 때 공룡 몰래 곤충을 잡아먹으며 생존할 수밖에 없었지요. 만약 당시의 포유류가 밤에 기온이 급격히 떨어질 때 체온이 같이 떨어지는 변온동물이었다면, 아무런 먹이 활동도 못하고 가만히 있어야 했을 것입니다. 하지만 포유류는 많은 에너지를 사용한다는 불이익이 있는 와중에도 일정 체온을 유지해 밤에도 활동할 수 있었고, 그것이 먹이 활동을 통해 생존할 수 있는 가능성을 높였던 것입니다. 얼핏 보면 변온동물보다 항온동물이 훨씬 더 비효율적인 것처럼 보이지만 이런 체온 유지 시스템이 포유류 생존에 훨씬 더 유리한 역할을 했습니다.

체온이 떨어지면 모든 장기들에 문제가 생깁니다. 그래서 몸에 열이 떨어지면 제일 먼저 하는 것이 가장 중요한 장기인 뇌, 신장, 간 등을 보호하는 것입니다. 그러기 위해 상대적으로 덜 중요한 장기인 손, 발 등 외부에 있는 장기들로 가는 혈액을 줄입니다. 그것이 체온이 떨어지면 손과 발이 먼저 차가워지는 이유입니다. 손발이 차다는 것은 단순히 혈액 순환이 잘 안 되는 것으로 치부할 문제가 아닙니다. 체온에 심각한 문제가 있는 것은 아닌지 의심해봐야 합니다.

체온이 1°C 떨어지면 면역력은 30% 정도 감소하고, 반대로 체온이 1°C 올라가면 면역력은 5배 가량 증가하는 것으로 밝혀졌습니다. 신체는 열이 나야 외부로부터 들어오는 여러 가지 침입자들, 독성 물질, 바이러스, 박테리아 같은 것들과 싸울 수 있는 저항력이 생깁니다. 어느 정도 열이 난다는 것은 신체가 적들과 싸우고 있는 정상적인 반응입니다.

이렇듯 체온을 올린다는 것은 매우 중요한 일입니다. 그래서 해열제를 바로 쓰는 것은 바람직하지 못합니다. 그런데 열이 너무 많이 나면 균만 죽는 것이 아니라 장기에도 문제가 생깁니다. 특히 뇌는 외부로부터 위험을 보호할 목적으로 두개골로 막혀 있습니다. 그러다 보니 온도 조절이 쉽지 않습니다. 정상적인 경우 열이 나면 피부로 열이 발산되어야 하는데 뇌는 열을 발산할 곳이 없습니다. 열이 나면 뇌는 치명적인 영향을 받을 수 있습니다. 이런 경우에는 당연히 해열제를 먹어야 합니다. 하지만 분명한 것은 열이 난다는 것은 지극히 정상적인 반응으로, 어느 정도 열이 나는 것이 오히려 건강에 이롭다는 것입니다.

암 환자의 절반 이상이 저체온증이라는 놀라운 통계가 있습니다. 암 환자들은 체온이 36.5℃ 이하로 떨어져 있습니다. 체온이 내려간다는 것은 면역계에 많은 문제가 생기기 시작했음을 의미하는 것입니다. 암과 저체온증은 아주 밀접한 관계가 있다는 것이 속속 보고되고 있습니다.

암도, 신진대사도, 지방 축적 문제도
체온이 떨어지는
단순한 문제 때문에 발생합니다.

체온을 0.1~0.3℃ 올리는 것만으로도
거의 모든 병의 예방과 치료가 가능합니다.

04

체온이 낮은 사람이
더위를 많이 탄다

체온 조절 장치의 오류

독감이나 감기에 걸리면 우리의 체온은 올라갑니다. 체온이 올라가면 그다음 우리 몸이 하는 반응은 땀을 내어 체온을 식히는 것입니다. 그런데 감기로 체온이 올라가면 반대로 한기가 들고 추위를 느낍니다. 두꺼운 이불을 덮어도 계속 춥습니다. 덜덜 떨리고 체온을 높이기 위해 여러 행동들을 하게 됩니다. 이상하지 않습니까? 온도가 정상보다 올라가면 시상하부의 온도 중추에서 땀구멍을 열고 땀을 배출하고 온도를 식힌다고 했는데, 오히려 근육을 수축시키고 한기를 들게 해 계속 열을 올리려는 현상이 생깁니다.

감기나 독감이 왔을 때의 이런 반응은 체온을 더 올려 면역계를 강화하려는 행동입니다. 이것은 온도 조절 중추의 기준점이 올라가 신체는 여전히 춥다고 느끼는 것입니다. 열이 나는 사람이 만약 해열제를 먹으면 체온이 36.5°C로 떨어집니다. 이렇게 체온이 떨어지면 근육이 수축하고 한기가 들어서 온도를 올리는 것이 정상적인 반응입니다. 그런데 오히려 땀이 나기 시작합니다. 해열제로 인하여 체온의 기준점이 떨어진 것입니다. 체온이 올라가면 땀이 나고 체온이 떨어지면 한기가 든다는 생리학적 측면만 바라봐서는 안 됩니다. 그래서 평소에 더위를 많이 타고 땀이 많다고 해서 단순히 체온이 높다고 생각해서는 안 됩니다. 또한 평소에 추위를 많이 탄다고 해서 무조건 저체온증이라고 판단해서는 안 된다는 것을 알아야 합니다.

더위나 추위를 많이 타는 사람은 두 가지를 살펴보아야 합니다. 첫 번째는 몸에서 열을 내는 화학반응에 문제가 있어서 실제로 체온이 낮은 경우입니다. 두 번째는 기준점이 문제인 경우입니다. 온도의 기준점이 높은 경우, 실제 체온은 정상이거나 조금 높은데 체온이 낮다고 느끼고 추워합니다. 늘 따뜻한 옷을 입고 따뜻한 물을 마시며 지냅니다. 이런 사람들은 장수하는 경우가 굉장히 많습니다. 반대로 온도 조절 장치의 기준점이 낮은 경우, 체온이 표준체온보다 낮은 36.3°C인데도 체온이 높다고 인식을 합니다. 그래서 땀을 내 체온을 내리려고 합니다. 주변에서 흔히 볼 수 있는 경우입니다. 식사를 하면서 얼굴이 붉어지고 땀을 뻘뻘 흘리는 사람이나 평소 자주 덥다고 호소하는 사람들입니다. 이들은 실제로는 저체온증인 경우가 많습니다. 이런 사람이 건강하게 오래 사는 경우는 적습니다.

제일 중요한 것은 정확한 체온 측정과 체온 기준점의 문제점을 해결하는 것입니다. 신체는 스트레스 상황이 오면 거기에 맞춰 준비를 합니다. 이때 대개 체온 조절 장치의 기준점이 낮아집니다. 몸에 열이 많이 나는 것과 같은 상태를 만들어서 싸움에 대항하게 하는 것입니다. 충격적인 일을 당하거나 너무 억울한 일을 당하면 얼굴에 열이 나고 갑자기 더워지기 시작합니다. 싸움에서 이기기 위해 교감신경이 항진되어 땀이 나고 얼굴이 붉어지고 덥다고 느끼는 것입니다. 전쟁 상태, 긴장 상태, 스트레스 상태에 돌입하면 이런 체온 변화만 오는 것이 아니라 지방도 저축하게 됩니다. 지방에 화학반응을 일으켜서 에너지를 생산해야 되기 때문에 지방을 저축해 준비하는 것입니다. 스트레스를 많이 받으면 지방간이 되는 것도 이런 이유입니다.

신생아에게 출산은 그 자체가 스트레스 상황입니다. 처음으로 공기를 마셔 산소를 흡수하면 산화 스트레스가 생깁니다. 이런 스트레스에 대비해 아기는 태어날 때 이미 지방을 축적한 상태로 태어납니다. 신생아는 정상적으로 지방간이 있습니다. 지방간이라기보다는 간에 지방의 함유량이 높습니다. 스트레스에서 이기기 위한 나름의 적응 기전인 셈이지요.

체온을 0.1℃~0.3℃ 올리는 것만으로도 거의 모든 병의 예방과 치료가 가능하다고 장담합니다. 암도, 신진대사도, 지방 축적 문제도 마찬가지입니다. 체온이 떨어지면 단순히 대사량이 떨어져 지방이 축적된다고 알려져 있지만, 실제는 생존을 위해 지방을 축적하기 시작하는 적응 기전이 작용하기 때문입니다. 지방의 과도한 축적이 있다면 체온의 문제를 생각해보는 것이 현명한 치료법입니다. 체온이 떨어지는 단순한 일 때문에 이렇듯 수많은 질병이 생깁니다.

운동을 통해 체온을 올리는 것은 활성산소의 득과 실을 항상 염두에 두어야 합니다. 사우나와 반신욕, 즉 외부적 도움으로 온도를 올리는 것은 활성산소의 문제없이 체온을 올리는 것으로 상당히 도움이 될 수 있습니다. 하지만 외부의 온도를 이용하여 체온을 올리는 것은 미미하며 일시적이란 점이 한계입니다. 반면 따뜻한 음식을 먹는 것은 상당한 도움이 됩니다. 따뜻한 음식을 먹으면 체온이 금세 0.1℃~0.2℃ 올라갑니다. 따뜻한 물이나 차를 자주 마시는 것은 아주 좋은 방법입니다. 한꺼번에 많은 물을 마시는 것보다 조금씩 따뜻한 물을 마시는 것이 좋습니다. 산화 스트레스나 활성산소의 문제없이 체온을 높일 수 있는 중요한 방법입니다. 생강, 고춧가루처럼 몸을 따뜻하게 하는 음식들도 물론 도움이 될 수 있습니다. 무엇보다 가장 중요한 문제는 스트레스로부터 탈출하는 겁니다. 스트레스가 내 몸이 위기 상황에 놓여 있고 심각한 문제에 직면해 있다고 느끼는 순간 체온의 기준점이 낮아지고, 지방은 축적되고, 계속 악순환이 될 수밖에 없습니다.

우리 몸은
인류가 원시생활을 할 때 맞춰진
체온 조절 유전자를 아직 그대로 사용합니다.

옷을 입지 않은 과거 생활에서부터
옷을 잘 챙겨 입는 현재로
생활반경이 옮겨지면서,
우리의 체온 조절 유전자는
문제를 일으키기 시작합니다.

05

아이가 열이 나도
해열제를 먹일 필요가 없다

체온 조절 유전자는 여전히 원시시대

대부분의 아이들은 물놀이를 좋아합니다. 한여름 도심의 분수에서 물놀이를 하는 아이들의 모습은 전 세계 어디에서나 볼 수 있는 광경입니다. 옷이 다 젖어 바들바들 떨면서도 나오지 않으려고 합니다. 부모들은 아이가 감기에 걸릴까 봐 노심초사합니다. 더운 여름이라 하더라도 차가운 물에 노출되면 실제로 아이들의 체온은 금세 내려갑니다.

부모들에게 아이를 키우면서 가장 힘들 때가 언제인지 물어보면 대부분은 아이가 열이 날 때라고 대답합니다. 어린아이가 밤에 열이 40°C가 넘으면 응급실에 가야 할지 말아야 할지 고민이 되고, 응급실에서 행해지는 여러 검사가 두렵기도 하고, 이렇게 두었다가 큰일이 나는 것은 아닌지 고민스럽다고 합니다. 열이 심하면 경련을 일으키기도 하는데, 이런 경험을 한 번이라도 겪은 부모라면 아이가 열이 조금이라도 나면 호들갑을 떨 수밖에 없을 것입니다.

아이들은 대개 특별한 기질적인 이상 없이 단순한 감기로 인해서도 고열이 나는 경우가 대부분입니다. 아이는 성인과 달리 체온 조절 중추가 미숙하여 열이 날 때 스스로 조절이 어렵기 때문입니다. 반대로 주위가 조금만 추워지면 스스로 체온을 유지하지 못하고 금방 체온이 떨어져서 다른 질병에 노출되기 쉽습니다.

앞에서는 열이 나는 것이 생존에 유리하기 때문이라고 이야기했는데, 지금은 고열이 생명을 위협한다고 하니 좀 이상하지 않습니까? 열이 나서 위험에 빠지는 이유, 그리고 심각한 질병이 아닌 경우에도 열이 많이 나는 이유는 무엇일까요?

우리 몸은 인류가 원시생활을 할 때 맞춰진 체온 조절 유전자를 아직도 그대로 사용합니다. 과거 원시시대에 옷을 제대로 입지 않은 상태에서 차디찬 겨울 바람이라도 몰아치면, 우리 몸은 체온 유지를 위해 체온 조절 장치를 풀가동했어야 했을 것입니다. 사용할 수 있는 모든 수단을 동원해도 외부로 빼앗기는 열을 감당하기에는 역부족이었을 것입니다. 다시 말해, 빼앗기는 열을 감안해서 최대한 열을 생성하도록 맞추어져 있어야만 생존할 수 있었습니다.

그런데 지금은 상황이 바뀌었습니다. 일부 나라를 제외하고는 체온 유지를 위한 많은 시설과 의복이 갖추어져 있습니다. 스위치만 누르면 더운물이 쏟아지고, 유리창은 이중으로 고안되어 조금의 열도 외부로 빼앗기지 않도록 설계되어 있으며, 무엇보다 도시에는 잔류열이 충분히 유지되고 있습니다.

옷을 입지 않은 과거의 야외 생활에서부터, 옷을 입은 실내로 우리의 생활 반경이 옮겨져오면서 체온 조절 유전자가 뭔가 맞지 않는 상황이 시작되었습니다. 몸은 여전히 정해진 대로 열을 만들도록 되어 있지만, 이제는 이 방식으로 체온을 올리면 너무 높게 올라가는 현상이 생기게 된 것입니다.

어른들은 체온 조절 장치가 정상으로 작동되기 때문에 일정 수준에서 열 발생이 멈추고 열을 발산하는 시스템이 작동하지만, 아이들은 정해진 유전자에 맞춰 계속 열이 발생합니다. 심지어 감기에서조차 이런 현상이 생깁니다. 어른들은 열이 날 때 한기가 들어 옷을 마구 껴입지만, 아이들은 그럴 필요가 없습니다. 아이들은 열이 나도 한기를 느끼지 못합니다.

이런 적응 메커니즘을 이해한다면 아이가 열이 날 때 어떻게 해야 할지 답을 찾을 수 있을 것입니다. 아이들이 열이 날 때는 단순히 옷을 벗기는 것 하나만으로도 충분히 열을 감당할 수 있습니다. 주변의 온도를 서늘하게 유지하고 물놀이만 시켜도 절대 40°C를 넘어가는 일은 없습니다. 주변을 차갑게 해주는 것만으로 해열제를 먹이지 않아도 체온이 떨어지고, 열의 발생으로 인해 얻을 수 있는 이득도 동시에 얻을 수 있는 것입니다.

06

열이 나야
사는 사람

심장박동수와 수명의 관계

추운 지방에 사는 사람과 동물들은 덩치를 키워 체온을 보존하려고 노력합니다. 예를 들어, 물이 큰 양동이와 작은 컵에 각각 담겨 있을 때, 물의 온도가 유지되는 속도는 서로 다릅니다. 똑같이 $100\,^{\circ}\mathrm{C}$로 끓인 뒤에 담아도 큰 양동이에 있는 물이 식는 속도가 훨씬 느립니다. 물론 데울 때까지 걸리는 시간도 더 길지만, 한 번 데워지면 식는 시간도 오래 걸리는 것입니다. 생명체가 체온을 유지하기 위한 중요한 방법 중 하나는 덩치를 크게 하는 것입니다. 몸이 커지면서 체온이 내려가는 것을 방지할 수 있습니다.

그러나 체온을 유지하기 위해 덩치를 키울 수 없는 것들도 있습니다. 특히 안데스 고산 지역에 사는 종들은 추위만 견디면 되는 것이 아니라 희박한 산소도 이겨내야 합니다. 체온을 유지하기 위해 덩치만 키운다고 될 문제가 아닙니다. 그래서 산소가 희박한 곳에 사는 동물들은 덩치가 작습니다. 반면, 심장박동수가 매우 빨라집니다. 빠르게 심장에서 혈액 순환을 시켜 체온을 유지하는 동시에 아주 희박한 산소를 원활히 공급하기 위해 이런 생존 방법을 선택해서 살아갑니다.

그러나 이런 적응 방법은 대가를 치르게 됩니다. 저산소증과 저체온증을 해결한 대신 치명적인 부작용이 생깁니다. 심장박동수를 증가시켜 대사를 늘리고 체온을 유지하고 산소를 공급하다 보니 결국 수명은 짧아질 수밖에 없는 것입니다. 이들은 수명은 짧아지더라도 우선 생존해서 2세를 낳는 것이 종을 번식시키는 데 유리했기 때문에 이 방법을 선택해왔습니다.

심장박동은 무한정 할 수 없습니다. 사람이 1분에 평균 70회 정도 한다고 계산하면, 평생 동안 심장은 20억~25억 번 박동을 합니다. 그 정도 되면 심장도 한계가 옵니다. 거꾸로 이야기하면, 심장박동수가 느린 사람은 심장이 빨리 뛰는 사람보다 그만큼 오래 사는 것입니다. 심장이 천천히 뛰면 뛸수록 그 사람은 장수할 확률이 높다고 연구되어 있습니다.

심장이 빨리 뛰는 데는 이유가 있습니다. 그만큼 우리에게 체온을 높이는 것이 절실했다는 것입니다. 신체의 기능이 정상적이지 않아, 체온을 높여서 면역 기능과 다른 문제들을 해결하려는 것입니다. 또한 스트레스에 노출되어 있다는 것을 뜻합니다. 긴장하고 스트레스를 받게 되면 심장이 빨라지는 것은 누구나 경험한 사실입니다.

몸을 따뜻하게 하고 충분히 호흡하는 것만으로도 체온을 유지시키고 심장박동수를 떨어뜨릴 수 있습니다. 그리고 약간 땀이 날 정도의 운동을 꾸준히 실천하는 것이 좋습니다.

다시 말하지만, 심장박동수를 줄이는 것이 장수의 지름길입니다. 심장박동과 체온과 장수의 관계를 깊이 생각해보아야 합니다.

우리 몸이 짠 음식을 원하는 이유

모든 생명체에게 소금은 생명 유지에 필수적인 요소입니다. 과거에 소금이 얼마나 중요했으면 월급으로 주었겠습니까. 생명체는 소금의 효과를 기억하고 있습니다. 소금이 일단 몸속으로 들어오면 빼앗기지 않으려는 기전이 작용합니다. 그래서 소금을 몸속에 둠으로써 얻는 이득이 많습니다. 그중 한 가지가 체온 유지입니다. 고산 지대 추운 지역에 사는 사람들이 추위를 견디기 위해 다량의 소금을 복용한다는 사실만 봐도 알 수 있습니다.

냉장고와 같은 저장 시설의 개발이 사람들에게 엄청난 해택을 주었습니다. 무더위 속에서도 각종 채소와 과일을 보관할 수 있으며, 동시에 시원한 음료나 물을 마실 수 있게 되었습니다. 스위치만 누르면 켜지는 에어컨 때문에 오히려 냉방병을 걱정해야 할 정도입니다. 현대인의 체온은 여러 가지 이유로 점점 떨어지고 있습니다. 정상 체온을 유지하는 경우가 오히려 더 힘들어지고 있습니다. 점점 떨어지는 체온과 소금 섭취의 증가는 무관하지 않습니다. 몸이 짠 음식을 자신도 모르는 사이에 선호하고 있다는 것입니다.

짜게 드시는 분이라면 저체온을 의심해봐야 합니다. 고염으로 인한 손해보다 짜게 먹으면서 체온을 유지함으로써 얻는 이득이 훨씬 크다고 몸이 판단하고 있을 것입니다.

저염 캠페인만으로는 저염 식탁을 만들 수 없습니다. 저체온증을 해결하지 않고서는 저염 식생활은 불가능할 것입니다.

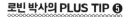

물만 먹어도 살이 찌는 사람

물만 먹어도 살이 찐다고 괴로워하는 분을 만난 적이 있습니다. 자신은 많이 먹지도 않고 규칙적인 운동도 하며 나름 열심히 살고 있는데도 내장 지방 수치가 높게 나왔다고 합니다. 남들처럼 마음 놓고 먹는 것이 소원이라고 하였습니다. 스스로 저주받은 체질이라 불렀습니다.

이분을 처음 면담했을 때는 남 몰래 먹는 것이 많을 거라고 생각했습니다. 그런데 식사습관을 분석하기 시작하자, 놀라운 사실 하나가 밝혀졌습니다. 이분이 하루 섭취하는 칼로리는 성인의 하루 적정 칼로리를 넘지 않았습니다. 다만 칼로리의 반 이상이 차가운 음료였습니다. 차가운 음식이나 냉방에서의 장시간 근무는 저체온증을 유발하고, 결국 체온 유지를 위해 몸은 지방을 축적하여 체온을 유지하는 방법을 선택하게 된 것입니다.

현대의 생활 방식은 저체온증을 만들기에 충분합니다. 그렇게 되면 신체는 살아남기 위해 다시 새로운 적응 방법을 가동하게 됩니다. 과거보다 현대인은 체격이 훨씬 커지고 있습니다. 물론 풍부한 먹거리와 고칼로리 음식이 주범이겠지만 저체온으로 인한 몸집 불리기도 한몫을 하고 있는 것이 사실입니다. 몸집이 커지면 몸은 체온을 유지하기 훨씬 유리하기 때문이니까요.

이런 복합적인 문제를 해결하지 않고 단순히 먹거리 조절과 운동만으로 살을 빼기 위해 도전한다면 일시적으로는 성공할 수 있을지 모르지만 결국 무모한 도전이 되고 맙니다. 반드시 저체온증을 먼저 해결해야 합니다.

1. 몸속 수분을 장기에서 밀어내
   장기 손상 최소화

2. 남은 수분으로 인한
   장기 손상을 줄이기 위해
   다량의 당분을 만들어 어는 점 낮추기

3. 해동될 때 세포 손상을 줄이기 위해
   고농도의 혈액 응고제 분비

07

추운 겨울을 견디는
세 가지 방법

수분을 없애서 장기를 보호하다

캐나다 칼턴대학교의 교수 자넷 스토레이는 오랫동안 북아메리카 숲개구리를 연구하고 있었습니다. 그러던 어느 추운 날, 땅속에 있던 개구리 한 마리를 잡아서는, 다음날 학교 연구실에 가져갈 목적으로 봉투에 싸서 차 트렁크에 넣고 꺼내는 것을 그만 잊어버렸습니다. 다음날 아침 트렁크를 열어보니, 개구리는 꽁꽁 얼어 있었습니다. 언 개구리를 연구실로 가져와 쓰레기통에 버리려고 탁자 위에 잠시 올려놓았는데, 얼마의 시간이 지나자 개구리가 얼음과 물기를 털며 폴짝 뛰기 시작했습니다. 스토레이 교수에게 이것은 너무나 놀라운 사건이었습니다. 분명히 얼음 덩어리였던 개구리가 다시 살아난 것입니다. 이때부터 스토레이 교수는 동면 개구리의 신기한 메커니즘을 밝히기 위한 연구를 시작합니다. 숲개구리가 꽁꽁 언 상태에서 어떻게 살아났는지 비밀을 하나씩 소개해드리겠습니다.

날씨가 영하로 떨어지면 개구리는 몸에 있는 거의 모든 수분을 밀어내 자신의 피부 밑 조직으로 보냅니다. 주요 장기에는 수분이 거의 없는 상태가 되고 피부 밑에만 물이 고이는 것입니다. 전체 수분의 65% 정도를 밀어낸다고 합니다. 가능한 한 주요 장기의 세포에는 수분이 없는 상태를 만드는 것이지요. 수분이 얼어서 생기는 손상이 최소화되는 것입니다.

이 숲개구리에게는 아직 해결해야 할 숙제가 하나 더 있습니다. 아직 몸속에 조금 남아 있는 수분입니다. 이 또한 얼어버린다면 충분히 세포에 손상을 줄 수 있으니까요. 그래서 또 한 가지 방법을 씁니다. 간에 저장되어 있던 녹말을 포도당으로 만들어 혈액 속으로 다량 내보내, 당의 수치를 증가시킵니다. 평소보다 100배 정도의 고농도의 설탕물을 만드는 것과 같습니다. 혈당의 수치를 높여 세포가 어는점을 낮추는 것입니다. 이렇게 어는점을 낮추면 상당한 정도의 영하의 날씨를 견딜 수 있습니다.

개구리는 이밖에도 또 다른 적응 방법을 찾아냅니다. 아무리 어는점을 낮추었다고 해도 혹독한 영하의 기온에서는 나머지 수분이 얼

수 있습니다. 이 얼음이 녹을 때 세포나 혈관의 손상이 일어나는 것을 막기 위해 혈액 응고 물질인 피브리노겐을 다량 생산합니다. 세포가 녹을 때 손상을 입은 세포나 혈관에서 출혈이 일어나 위험에 처하게 되는데, 급속도로 피브리노겐을 분비해 혈액을 응고시켜 혈액의 손실을 막는 것입니다.

정리를 하면, 몸속 수분을 주요 장기에서 밀어내 장기의 손상을 최소화하고, 두 번째로는 아직 남아 있는 수분으로 인한 장기 손상을 줄이려 다량의 당분을 만들어 어는 점을 낮추고, 마지막으로 해동될 때 세포 손상을 줄이려고 고농도의 혈액 응고제를 분비합니다. 이런 적응 방법 때문에 숲개구리는 해동이 되는 순간 즉각적으로 다시 팔짝 뛸 수 있습니다.

이 이야기를 눈여겨볼 필요가 있습니다. 사람의 겨울나기 메커니즘과 일맥상통하다는 점을 다음 장에서 다시 이야기하겠습니다.

겨울에는 특히 적게 먹고
몸을 따뜻하게 하는 것이 중요합니다.

어떤 방법으로든 지방의 축적을 막는 것이
당에 대한 근원적인 관리입니다.

08

당뇨는 왜 겨울철에
더 심해질까?

체온과 지방이 당뇨에 끼치는 영향

어느 추운 날 가족들과 고속버스로 장거리 여행을 가기로 하였습니다. 그런데 가족 중 한 명이 자신은 평소에도 소변을 잘 참지 못하는 경향이 있는데 날씨가 추워지면 더 심해진다며, 출발 5분 전까지도 화장실을 계속 들락날락하며 불안해하였습니다.

많은 분들이 날씨가 추워지면 소변을 훨씬 자주 보게 되는 경험을 하였을 겁니다. 더울 때는 땀으로 수분이 많이 배출되지만 추워지면 땀으로 배출되는 수분이 줄어 소변을 많이 보게 된다고 보통 이야기하는데, 핵심적인 이야기는 아닙니다. 겨울에는 여름만큼 수분 섭취를 하지 않고 오히려 수분이 부족하여 몸이 건조해지는데 왜 소변을 많이 보게 될까요? 과도한 수분을 배출하기 위해서도 아니고 체온을 조절하기 위해서도 아니라면 분명히 어떤 이유가 있을 것입니다.

피할 수 없이 맞이하게 되는 혹독한 추위에 적응하기 위해 생명체들은 숲개구리처럼 가능하면 혈액의 농도를 높게 만들려는 경향이 있습니다. 혈액의 농도를 높여야 어는점을 낮출 수 있기 때문입니다. 추위에 견디는 방법은 사람도 똑같습니다. 날씨가 추워지면 소변을 배출해 몸속의 수분을 줄이는 것이 추위를 견디기에 유리합니다. 동시에 고농도의 당을 분비해 혈당을 높여 진한 농도의 혈액을 만드는 것이 생존 확률을 높입니다. 또한 혈액 응고 물질도 고농도로 분비되게 합니다. 이것이 겨울에 뇌졸중이나 심근경색 같은 혈관성 질환이 많은 이유 중 하나입니다. 겨울에 고혈압 환자가 더욱 주의를 해야 하는 이유이기도 합니다. 우리 조상들은 바로 이런 방법으로 빙하기를 견뎌내고 혹한기를 견뎌냈던 것입니다. 이 유전자가 현재에도 우리 몸속에 있습니다.

당뇨병은 압도적으로 겨울에 많습니다. 앞서 실명한 적응 기전을 이해한다면 당연한 이야기입니다. 당뇨병은 단순히 약을 먹고 혈당을 관리하면 된다고만 생각해서는 안 됩니다. 약과 음식을 통해 관리하는 것은 너무나 당연한 일이지만, 당이 높은 것은 인류가 생존하기 위해 가지고 있었던 무기였다는 것을 기억해야 합니다. 이러한 유전자적 형질을 가지고 있었기 때문에 지금까지 살아남을 수 있었던 것입니다. 다만 문제는, 이 유전자가 더 이상 켜질 필요가 없는데도 불구하고 조금만 추워지면 켜진다는 것입니다. 충분한 난방과 차량 이동, 따뜻한 옷, 더 이상 밖에서 추위에 떨고 있지 않는데도 불구하고 혈당을 올리는 유전자는 너무나 충성스럽게도 켜집니다.

거기에다 먹거리도 지나치게 풍부해졌습니다. 과거 혹한기에는 먹거리가 풍부하지 못해서 혈당을 올리는 유전자가 켜지는 것만으로는 건강에 문제가 없었습니다. 과거에는 이런 유전자적 적응 방법 때문에 생존하는 데 유리했지만 먹거리가 풍부한 지금은 오히려 독이 되고 있는 것입니다.

이런 원리를 이해한다면 어떻게 생활해야 하는지 답은 아주 간단합니다. 겨울에는 특히 적게 먹어야 합니다. 동물들은 가을이 되면 가능한 한 많은 먹이를 먹어 에너지를 비축합니다. 겨울은 모든 생명체에게 고통의 시간이기 때문입니다. 그러나 문제는, 지금 우리의 생활은 그럴 필요가 없는데도 스스로 혹한기라고 느끼며 위험한 상황에 대비하는 데 있습니다.

생각보다 치료는 간단합니다. 혹한의 겨울에 대비하는 유전자 스위치를 끄는 것입니다. 지금의 상태는 혹한기가 아니며, 저축할 필요도 없고 위기 상황도 아니라는 것을 인식해야 합니다.

또 한 가지 실천 방법은 몸을 따뜻하게 하는 것입니다. 몸이 스스로 겨울이 아니라고 생각하게 하는 것입니다. 몸이 따뜻하면 혈당을 올리는 유전자 스위치는 꺼집니다. 체온과 혈당은 전혀 상관없어 보이지만 체온을 올리는 것은 아주 훌륭한 치료법입니다. 체온을 올림으로써 덤으로 혈액 응고 물질을 생산하는 유전자 스위치도 꺼져 각종 혈관성 질환의 위험도 줄일 수 있습니다.

마지막으로 생각해볼 문제입니다. 당이 흡수되면 정상적으로는 인슐린이 작용하여 처리를 합니다. 주로 당을 지방으로 전환시켜 체내에 저장하는 것이지요. 만약 인슐린이 분비되지 않으면 당이 제대로 처리되지 않아 혈액 속에 당이 넘쳐나고 소변으로까지 나옵니다.

당뇨의 원인은 의학적 메커니즘으로 밝혀져 있지만, 진화의학적 측면에서 생각해볼 필요가 있습니다. 몸은 당을 지방으로 축적했다가 필요할 때 꺼내 쓰는데, 비정상의 경우 쓰지는 않고 축적만 계속합니다. 쓰는 속도보다 축적되는 시간이 빠른 것입니다. 사용하기도 전에 또 다시 엄청난 양의 에너지가 들어와 주로 복부에 집중 저장됩니다. 이것은 마른 사람이나 뚱뚱한 사람이나 동일한 현상입니다. 이런 상황이 감당할 수 없을 만큼 많아지면 몸은 스스로 지방 축적을 정지시킵니다. 몸을 스스로 보호하려는 일종의 적응 메커니즘인 것입니다. 그러면 인슐린은 더 이상 기능하지 않고 파업에 돌입합니다. 이렇게 지방으로 저축되지 않은 과도한 당은 몸 밖으로 흘러나오게 됩니다.

진화의학에서는 당뇨도 일종의 정상적인 적응 반응이라고 생각합니다. 그렇다면 당뇨병 환자가 해야 할 일은 자명합니다. 어떤 방법으로든 지방의 사용을 극대화하여 축적을 막는 것입니다. 이것이 당에 대한 근원적인 관리입니다.

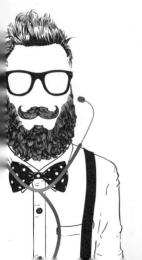

무엇을 어떻게
먹을 것인가
다이어트와 올바른 음식 섭취법

육식형 인간은 소식이 중요하고,
운동은 짧게 집중적으로 해야합니다.

초식형 인간은 식사관리보다도
끊임없이 움직이는 것이 중요합니다.
움직이지 않으면 생존에 위협이 됩니다.

01

의지의 문제일까,
체질의 문제일까

다이어트에 대한 잘못된 상식

다이어트는 전 세계 많은 사람의 최대 관심거리 중 하나입니다. 젊은 사람들은 몸짱이 되고 싶어 다이어트를 시도하고, 나이가 많으신 분들은 건강한 삶과 장수를 위해 다이어트를 시도하는 등 각자 여러 가지 이유로 다이어트를 합니다. 이렇듯 현대인의 최고 화두 중 하나인 다이어트를 진화의학적 관점에서 이야기해보려고 합니다.

사실 다이어트에 대한 정보는 너무 많아서 오히려 독이 되는 실정입니다. 다이어트와 관련된 수많은 책들, 수많은 TV 프로그램, 수많은 방법들이 소개되고 있습니다. 과거 한때 유행했던 황제 다이어트부터 원 푸드 다이어트까지, 또 최근에는 간헐적 다이어트, 1일 1식,

원시인 다이어트 등 수많은 다이어트 방법이 소개되고 있습니다. 이렇게 오랫동안 수많은 다이어트의 방법이 제시되고 있는 현상은 결국 다이어트에 특별한 방법이 없다는 이야기로 귀결됩니다. 왕도가 없기 때문에 입소문에 의존해서 선택할 수밖에 없는 것입니다.

다이어트는 쉽지 않은 일입니다. 이 장에서는 다이어트에 대해 지금까지 우리가 생각하고 있는 고정관념을 바꾸는 차원에서 접근하려고 합니다. 도대체 왜 이렇게 다이어트가 어려울까? 왜 우리 몸은 이렇게 자꾸 살이 찔까? 의지의 문제인가, 아니면 유전적 소인 때문인가? 많은 사람들이 열심히 운동하고 규칙적인 식사와 음식 조절을 잘하라고 조언합니다. 사실 너무나 당연하고 원론적인 이야기이지만 실천하기는 여간 어려운 일이 아닙니다. 그렇다면 '왜 실천이 어려운가?'라는 근본적인 의문을 가져볼 필요가 있습니다. 운동을 하는 것이 왜 그렇게 귀찮은 걸까? 이런 사람은 전부 의지박약이고 노력 부족인 걸까? 일부 다이어트에 성공한 사람만이 의지가 강하고 성공적인 사람일까? 이제 우리는 조금 더 넓은 관점에서 실천이 어려운 이유를 짚어볼 필요가 있습니다.

조지타운대학교 메디컬센터에서 발표한 논문을 보면, 살찌는 원인은 크게 네 가지 카테고리로 나눌 수 있습니다. 첫 번째는 약물복용입니다. 대표적인 것이 식욕을 증가시키는 스테로이드 계통의 약물입니다. 항생제도 마찬가지입니다. 두 번째 원인은 소화가 느린 경우입니다. 어린아이를 키워보신 분들은 대부분 알 수 있습니다. 어린아이들은 하루에도 몇 번씩 대변을 봅니다. 어린아이는 장운동이 정상적이어서 식사를 하면 장이 자극되어 대변을 보는 것입니다. 조지타운 메디컬센터에서는 식사 후 한 시간 후에 대변을 보는 것이 정상적이라고 조언합니다.

세 번째는 영양소 부족입니다. 살이 찌는 것은 영양소가 과다하기 때문인 것 같은데 영양소 부족이 원인이라고 하니 의아한 일입니다. 하지만 이것도 일리가 있는 이야기입니다. 만약 몸이 필요로 하는 어떤 영양소가 부족하면 면역 계통과 에너지 생산 시스템에 손상을 줘서 에너지 생산이 감소해 살이 찐다는 의견입니다. 특히 비타민 D나 마그네슘, 철분의 부족이 시스템에 문제를 일으킵니다. 그렇다고 이런 성분을 열심히 복용한다고 살이 빠지는 것은 아닙니다.

네 번째는 노화 현상이 그 이유입니다. 나이가 들어 정상적인 대사가 늦어짐으로써 음식을 섭취하는 양만큼 소모시키지 못하는 것입니다. 그래서 젊은 사람들은 과도한 식사에 의한 비만으로 식사량을 조절해야 하고, 연세가 많은 분들은 대사량의 저하로 인한 비만으로 운동량을 늘려야 합니다. 이것이 다이어트의 기본적인 상식들입니다.

이런 상식을 기초로 하여 이번에는 자연 적응 때문에 우리가 획득한 유전적인 문제에 대해 살펴보겠습니다.

육식형 인간과 초식형 인간

사자나 호랑이처럼 사냥을 하며 살아가는 포식 동물들에게도 사냥은 만만치 않은 일입니다. 포식자들은 사냥을 위해 평소 사냥을 하지 않을 때에는 에너지를 비축해야 합니다. 함부로 에너지를 썼다가는 먹잇감이 나타났을 때 충분한 에너지가 없어 사냥에 실패합니다. 사자는 자는 시간이나 빈둥거리는 시간이 삶의 대부분입니다. 하루에 스무 시간 이상 잠을 자 에너지를 비축해도 먹이를 낚아채는 일은 쉬운 일이 아닙니다. 운 좋게 성공해 먹이를 충분히 먹어도, 다음 성공까지는 며칠을 또 굶어야 합니다.

굶고 싶어서 굶는 건 아닐 것입니다. 그리고 이들에게 너무 많은 먹잇감이 있다면 이들의 사냥은 더욱 어려워집니다. 점점 육중해지는 몸으로 사냥을 성공하는 것은 어려운 일입니다. 이런 경우 육식동물의 생존 전략은 바뀌게 됩니다. 육식동물이 살이 찐다는 것은 자연에서는 있을 수 없고 동물원에서나 만날 수 있는 일입니다.

육식형 특성을 가진 사람은 움직이는 것을 싫어하고 누워 지내기를 좋아합니다. 게으른 편이고 지구력이 부족한 경우가 많습니다.

이들은 운동이 어떤 일보다 귀찮고 힘듭니다. 이들에게 운동을 권해도 성공하는 경우가 드뭅니다. 하지만 목표가 생기면 목표를 향한 의지가 대단히 강한 특징이 있습니다. 이런 유형의 사람은 운동을 짧게 집중적으로 하는 것이 이상적입니다. 무엇보다 중요한 것이 소식입니다. 육식형의 사람이 많이 먹는 것은 생존에 직접적인 위협이 됩니다.

반면 초식동물은 대부분의 시간을 자리에 앉아 있지 않습니다. 서서 잠을 자는 경우도 많습니다. 심지어 소와 같은 초식동물은 앉아 있는 시간이 많으면 장이 꼬이고 썩어 사망합니다. 그래서 주변의 적들을 언제나 경계하고, 언제 닥칠지 모르는 적들의 공격으로부터 도망갈 준비를 하고 있어야 합니다. 이것이 바로 초식동물의 생존 본능입니다.

초식형 특징을 가진 사람은 굉장히 부지런합니다. 가만히 앉아서 노는 경우가 없습니다. 끊임 없이 집안 정리를 하며 특별히 할 일이 없으면 찾아서라도 일을 하는 타입입니다. 이런 분들이 어떤 질병으로 인해 많이 움직일 수 없는 상태가 되면 한순간에 살이 찌고 빠르게 건강이 악화됩니다. 이들은 운동이 최선의 건강관리법입니다. 소식 같은 식사 관리보다 끊임없이 움직이는 것이 필요합니다. 초식형 사람들이 움직일 수 없다는 것은 생존이 위협당하는 것과 같습니다.

인간은 왜 지방을 저축할까?

사람들은 왜 지방을 저축할까요? 절약 유전자가 존재하기 때문입니다. 원시시대에는 먹거리가 부족해 생존이 어려웠습니다. 이렇게 어려운 환경에서 살아남기 위해서는 최소의 에너지로 생존이 가능하도록 몸을 바꿔야 했습니다. 어쩌다 얻게 된 먹거리를 일순간에 소비해서는 안 되고, 최소의 에너지만 사용하고 나머지는 저축하는 방법을 동원한 것입니다. 바로 이런 역할을 한 것이 절약 유전자입니다.

그런데 문제는 엉뚱한 곳에서 발생합니다. 1만 년 전 인류는 농경을 시작합니다. 들로 산으로 수렵과 채집을 다니던 조상들이 일정한 장소에 거주하며 농사를 통해 곡식을 수확하기 시작합니다. 이제 굶주려 죽는 일은 없게 된 것이지요. 풍부해진 탄수화물이 인류를 구원했습니다. 그런데 인류의 유전자가 한 번도 경험해보지 못한 다량의 탄수화물은 유전자를 혼란에 빠뜨립니다. 곧 탄수화물을 처리할 수 있는 유전자 스위치가 켜져 다량의 탄수화물도 처리되기 시작했는데, 문제는 탄수화물의 처리 방법이었습니다. 탄수화물을 처리하기 위해 켜진 유전자 스위치가 지방의 문제를 야기한 것입니다. 이 유전자는 탄수화물은 안전하게 처리할 수 있었지만 지방의 축적이라는 문제를 남겼습니다.

여기에다 절약 유전자는 아직 그대로 작동되고 있습니다. 인류는 여전히 옛날 유전자를 가지고 있는 것입니다. 어쩌면 이 유전자는 항상 우리와 함께할지도 모릅니다. 언제 또다시 혹독한 환경에 놓일지 모르는 상황에서, 현재의 풍부한 먹거리가 절약 유전자를 변화시키지는 못할 것입니다.

그런데 수많은 질병이 바로 이 '절약 유전자'와 관련이 있습니다. 최근 MIT에서 발표한 논문을 보면 비만은 유전자에 의해서 발생한다고 합니다. 지금까지는 운동량에 비해 많은 에너지 섭취가 비만의 주범이라고 생각했습니다. 운동, 식습관, 불규칙한 생활 같은 것들이 비만을 초래하므로 비만은 생활병이라는 것입니다. 그런데 이런 학설들이 이 연구에 의해 흔들리기 시작했습니다. 비만을 일으키는 유전자가 발견된 것입니다. TFTO라는 유전자가 식욕과 대사를 조절하는 유전자로 밝혀졌는데, 그중에서도 IRX3, ITS5라는 두 유전자가 발현되면 지방세포가 축적된다고 합니다.

연구진은 정말로 이것이 비만을 유발하는 절약 유전자가 맞는지 검증하기 위해, IRX3과 ITS5라는 두 유전자가 발현되지 않도록 유전자 조작을 한 생쥐 실험을 실시하였습니다. 그러자 이 생쥐에게 다른 생쥐와 똑같은 음식을 먹이로 줬는데도 50% 더 날씬하다는 실험 결과가 나왔습니다. 또 다른 실험에서는 오히려 더 기름진 음식을 먹이로 주었는데도 유전자를 조작하지 않은 쥐보다 오히려 더 날씬해지는 결과가 나왔습니다. 이 유전자가 발현되지 않으면 자는 동안에 에너지를 계속 소비하는 것으로 밝혀졌습니다. 운동의 유무와는 아무런 관련이 없었습니다. 오직 이 절약 유전자만 가동되지 않게 하는 순간 운동과 음식에 상관없이 대사가 증가하고 날씬해진다는 것이 증명된 것입니다.

절약 유전자의 발현을 막는 약을 연구 중이라고 하니 기대가 됩니다. 절약 유전자, 즉 살찌는 유전자의 스위치를 꺼야 합니다.

뱃살이 가장 먼저 찌고 가장 늦게 빠지는 이유

어떤 분은 굵은 팔이 문제라고 하고 어떤 분은 뱃살이 문제라고 합니다. 부분 비만도 상당한 골칫거리 중 하나입니다. 강아지와 고양이는 살이 찌면 제일 먼저 엉덩이에 살이 찝니다. 뒤에서 공격하는 적의 1차 목표가 엉덩이이므로, 엉덩이에 살을 찌워 자신을 보호합니다.

그런데 사람은 동물들과 달리 직립보행을 합니다. 그러면서 나타난 문제가 바로 복부 비만입니다. 인간의 배는 딱딱한 뼈로 덮여 있지 않습니다. 모든 장기는 단단한 것으로 둘러싸여 보호받고 있는데, 배만은 다릅니다. 배는 임신을 하거나 음식을 먹을 때 탄력적으로 반응해야 하는 부분이어서, 만약 배를 단단한 것으로 둘러싼다면 훨씬 많은 문제가 생겼을 것입니다.

인간이 직립보행을 하면서 가장 취약한 배가 노출되기 시작합니다. 그래서 사람들은 살이 찌면 자신의 가장 취약한 부분인 배를 제일 먼저 찌웁니다. 반대로 살이 빠지면 어떤 현상이 일어날까요? 살이 찌는 것과는 반대 현상이 일어납니다. 취약한 배를 가능한 한 끝까지 보호할 목적으로 가장 나중에 살이 빠집니다. 이런 원리를 이해함으로써 다이어트를 보다 근본적인 방식으로 접근해볼 필요가 있겠습니다.

장내세균의 변화는 면역계뿐만 아니라
식욕과도 깊이 관련되어 있습니다.

피르미쿠테스라는 세균은
렙틴, 크렐린 같은
식욕 관련 호르몬 분비를 일으켜
우리의 식욕을 조종합니다.

식욕은
의지의 문제가 아니라
장내세균 불균형의 문제입니다.

02

당신의 식욕은
세균에게 조종당하고 있다

장내세균과 식욕의 관계

베네수엘라 원주민인 야노마미라는 소수 원주민의 이야기를 해볼까 합니다. 이 종족은 보통 우리가 가지고 있는 것보다 훨씬 더 많은 종류의 장내세균을 가지고 있다고 합니다. 그중 트레포네마라는 박테리아가 장내세균에서 많이 발견되는데, 트레포네마는 주로 돼지에서 발견되는 세균종입니다. 아직도 이 원주민은 주로 수렵, 채집을 하며 생활하고 있습니다. 그래서 야노마미 원주민들의 음식은 정제되지 않은, 자연에서 얻은 거친 음식이 대부분입니다. 섬유질이 풍부한 음식을 많이 먹을 수밖에 없는 환경입니다. 바로 이 장내세균 트레포네마가 거친 섬유질을 소화시키는 데 굉장히 좋은 역할을 한다고 합니다. 그래서 야노마미족은 섬유질이 포함된 음식을 주식으로 하더라도 충분히 소화를 시킵니다. 거친 섬유질 속에 있는 영양 성분을 균의 도움으로 섭취할 수 있는 것이지요.

그러나 문명사회를 사는 우리 같은 사람들의 몸속에는 이런 종류의 원시 박테리아는 거의 존재하지 않습니다. 대신 그 자리에 비피더스균이 자리를 잡았습니다. 현대 문명사회 사람들의 장내세균은 비피더스균들이 대부분이라고 해도 과언이 아닙니다. 비피더스균만 너무 과도하게 있는 것은 문제를 야기합니다. 장내세균총의 균형이 무너져버린 것입니다.

현대 문명에서 장내세균총이 불균형하게 된 이유는 항생제의 사용과 무관하지 않습니다. 항생제는 유해한 균만 죽이는 것이 아니라 장내 건강한 균들도 상당수 죽입니다. 장내세균은 면역계뿐만 아니라 비만과도 직접적인 관련이 있습니다. 카이스트 이홍규 교수가 발표한 논문을 보면, 항생제 사용이 어떤 기전으로 장내 미생물, 세균총들의 균형을 깨뜨리는지 알 수 있습니다. 항생제를 사용하면 특정한 미생물이 증가하는데, 그중 IL33이라는 물질을 만들어내는 미생물이 증가한다고 합니다. 그렇다면 IL33은 무슨 일을 할까요?

일반적인 우리의 면역계는 병원성 세균, 바이러스 등 유해 물질이 침입하면 면역 세포인 T세포가 이동해서 침입자를 잡습니다. 이렇게 해서 일차적인 방어를 하는 것이지요. IL33이라는 물질이 증가하면 T세포의 이동을 방해합니다. 결국 면역 세포가 침입자에게 이동하지 못하게 하는 것이지요.

세균총의 변화, 특히 장내세균의 변화는 면역계뿐만 아니라 식욕과도 직접적이고 깊이 관련되어 있습니다. 피르미쿠테스라는 세균은 참 재미있는 세균입니다. 피르미쿠테스는 숙주가 고에너지 음식을 많이 먹도록 조장합니다. 이들은 고에너지원이 많을수록 생존하기 좋기 때문입니다. 피르미쿠테스는 렙틴이나 크렐린과 같은 식욕 관련 호르몬을 조절하며 식욕을 조종합니다.

렙틴은 지방조직에서 분비하는 호르몬으로, 렙틴이 뇌에 도달하면 식욕을 떨어뜨리고 대사나 활동량을 증가시켜 체중이 서서히 줄어들게 하는 역할을 합니다. 비만은 렙틴의 분비 부족이 아니라 렙틴의 신호를 인식하지 못하여 일어나는 것으로 알려져 있습니다. 크렐린은 주로 위장에서 분비되는데, 공복이 되면 분비량이 증가해 뇌 시상하부의 섭식 충추를 자극해 배고픔을 유발합니다. 위장이 다시 차고 혈당이 높아지면 크렐린의 분비가 감소하여 먹는 것을 중단하게 합니다.

피르미쿠테스는 식욕을 떨어뜨리는 렙틴의 기능을 무력화시키고 반대로 식욕을 촉진하는 크렐린의 분비를 증가시킵니다. 특히 칼로리가 높은 음식을 많이 먹도록 유도합니다. 그렇게 되면 이 피르미쿠테스가 살기 좋은 태평성대가 열리는 것이지요. 반대도 있습니다. 박테로이데트라는 세균은 영양가가 많은 환경에서는 생존하기 어렵습니다. 박테로이데트는 스스로 특수 물질을 만드는데, 이 물질은 뇌로 올라가 식욕을 억제시키는 호르몬을 분비하게 합니다.

우리의 식욕이 이런 세균에 의해서 조절되고 있다는 사실이 놀랍지 않습니까? 한 가지 더 재미있는 이야기를 해드리겠습니다. 미생물들 중에 당분 섭취를 유도하는 미생물이 있습니다. 이 미생물은 당분이 많을 때 생존하며, 당분 섭취를 끊임없이 유도합니다. 특수물질을 분비하여 대뇌에 저혈당 상태와 같은 상태를 만들어 혈당이 떨어져 있다고 판단하게 합니다. 결국 숙주는 저혈당 상태라고 느끼게 되어 지속적으로 당분을 섭취하게 되는 것입니다. 또 어떤 미생물은 지방 섭취를 유도합니다. 지방이 많을 때 생존하는 이 미생물은 끊임없이 기름진 음식을 먹도록 유도합니다. 풍부한 지방이 더 많은 지방 선호 미생물들을 늘어나게 합니다. 이런 세균들이 장내세균의 대부분을 차지하면서 균형이 깨지는 것입니다.

먹고 싶은 것을 먹는 게 건강에 가장 좋은 식사법이라고 하는 사람들도 있습니다. 부족한 것을 보충하려는 것이 우리 몸의 본성이므로, 부족한 것에 대해 식욕이 생긴다는 주장입니다. 그렇지만 지금까지 살펴본 이야기에 따르면, 이제 이런 주장은 잘못된 주장임을 알 수 있지 않습니까? 하찮은 장내세균에 의해 우리의 식욕이 조절되고 있다는 사실을 명심해야 합니다. 다시 말하지만, 식욕을 조절하지 못하는 것은 의지의 문제가 아니라 장내세균 불균형의 문제입니다.

담배, 카페인, 술은
염증이라는 아주 독특한 방법으로
우리를 공격합니다.

염증은 절약 유전자를 깨어나게 하고,
우리 몸은 결국
비만 체질이 되어버립니다.

03

염증이
비만을 부른다

만성 염증과 비만의 관계

요즘 우리나라의 겨울은 건강에 위협을 느낄 만큼 중국발 대기오염
이 심각합니다. 이런 오염이 서풍을 타고 고스란히 우리나라로 유입
되면서, 각종 기관지 질병을 일으키고 먼지에 포함된 중금속이 많은
문제를 야기하기도 합니다.

미국 듀크대학교의 준평 짐 장 박사는 현대인들이 살이 많이 찌는
이유에 대해 아주 독특한 해석을 발표하였습니다. 실험실에 베이징
의 겨울철 스모그 정도의 대기오염을 재현한 후 그 안에서 쥐를 사
육했습니다. 그리고 대기오염을 제외하고는 똑같은 먹이와 똑같은
조건의 방을 하나 더 만들어 그 안에서도 쥐를 사육했습니다. 그러

자 오염된 환경에서 자란 쥐가 정상적인 환경에서 자란 쥐에 비해 10~18% 더 살이 찌는 것을 발견했습니다. 그리고 이들 쥐에서는 콜레스테롤 수치도 높게 나타났습니다. 지방 축적 현상이 생긴 것이지요.

오염이 지방의 축적을 촉진하는 기전은, 오염이 인체에 만성 염증을 유발하기 때문입니다. 급성 염증은 우리 몸이 대부분 스스로 해결합니다. 그러나 일부 염증은 완전히 치료되지 않고 지속되어 만성 염증으로 넘어가기도 합니다. 만성 염증이 발생하면 우리 몸은 급성 염증과는 다른 방법으로 만성 염증을 처리하게 됩니다. 만성 염증 치료에는 장기간의 시간이 필요합니다. 오랫동안 염증과 싸워야 하며 많은 지구력이 요구됩니다. 오래도록 소모되는 에너지를 충당하기 위하여 절약 유전자 스위치가 켜지게 됩니다. 신체는 기근에 시달리는 환경과 동일한 환경이라고 느끼는 것입니다. 만성적인 전투에서 싸워서 이기기 위해 에너지 소모를 줄이고, 이에 따라 대사가 느려집니다. 살이 찌는 체형으로 바뀌는 것입니다.

많은 현대인들이 약물, 술, 담배와 같은 염증을 유발할 수 있는 독성 물질을 너무 많이 사용하고 있습니다. 또한 본인 의지와 관계없이 매연, 오염된 대기, 오염된 토양, 오염된 식품 등이 많은 염증을 유발합니다.

만성 염증의 또 다른 주범은 운동입니다. 운동은 일시에 과도한 에너지를 필요로 합니다. 에너지는 미토콘드리아라는 작은 세포의 구성 성분에서 생성됩니다. 미토콘드리아는 지방과 탄수화물 그리고 단백질이라는 3대 에너지원을 이용하는데, 이들로부터 에너지를 얻기 위해서는 산소가 절대적으로 필요합니다.

그러나 미토콘드리아가 산소를 이용하여 에너지를 생산할 때 불필요한 성분이 배출됩니다. 마치 자동차를 움직일 때 어쩔 수 없이 매연이 배출되듯이 우리 몸도 활성산소라는 독성 물질을 배출하게 됩니다. 활성산소는 세포를 공격하여 암을 유발하기도 하고, 노화를 촉진하기도 합니다.

이런 활성산소는 산소가 에너지를 생산하는 과정에서 다량으로 만들어집니다. 특히 과도한 운동을 할 때 많은 에너지가 필요하고, 다량의 산소의 도움으로 활성산소가 최대치를 기록합니다. 활성산소는 호흡 중 유입된 독성 성분을 해결하는 데 매우 중요하지만, 불행하게도 정상적인 신체 세포도 공격합니다. 활성산소가 염증을 유발하는 것입니다. 과도한 운동은 다량의 활성산소를 만들고, 이 활성산소는 만성 염증을 만들고, 만성 염증은 절약 유전자의 스위치를 켜고, 절약 유전자의 발현은 살이 찌는 체질을 만듭니다.

과도한 운동이 일시적으로는 체중을 감소시킬 수 있지만 더 많은 문제를 야기할 수 있습니다. 전문적인 운동선수들이 은퇴를 하면 더 살이 많이 찌는 것을 목격하였을 것입니다. 이들은 현역 시절 지속적인 운동 덕분에 날씬한 몸을 유지했을지 모르지만 신체의 대사 상태는 문제가 많을 수 있습니다.

현대인들은 대다수가 만성 염증을 가지고 있습니다. 이런 염증은 절약 유전자를 깨어나게 하고, 몸은 비만할 수밖에 없는 체질이 되어버립니다. 이런 체질을 가리켜 물만 먹어도 살이 찐다고 합니다. 칼로리가 적은 식단을 선택한다고 해결될 수 있는 것이 아닙니다. 운동을 과도하게 한다고 해결되는 것도 아닙니다. 숨어 있는 만성 염증을 해결하는 것이 중요합니다. 우선 독성 물질을 피하십시오. 술을 단순히 고칼로리 식품으로만 생각하면 안 됩니다. 담배나 카페인은 칼로리가 적다고 안심해도 되는 것이 아닙니다. 이들은 칼로리로 우리를 비만하게 하는 것이 아니라 염증이라는 아주 독특한 방법으로 우리를 공격합니다.

그리고 과도한 운동을 삼가야 합니다. 그래야 활성산소의 공격을 피할 수 있습니다. 자신의 의지와 관계없이 어쩔 수 없이 접하게 되는 대기오염은 항산화 식품 섭취를 통해 해결해야 합니다.

04

비만 유전자
스위치를 꺼라

음식 섭취를 조절하는 유전자들

배가 부른데도 불구하고 음식을 계속 찾는 것은 거의 모든 비만인의 공통점입니다. 식욕 조절의 실패는 앞에서 말씀드렸듯이 장내세균들의 불균형이 원인입니다. 여기서는 식욕 조절 장애의 또 다른 주범을 찾아보도록 하겠습니다.

음식이 계속 당기는 것은 뇌가 포만감을 느끼지 못하기 때문입니다. 최근에 존스 홉킨스대학교의 연구진들이 식욕과 비만에 관계되는 유전자 스위치를 찾아냈습니다. 이들 연구진은 생쥐 실험을 통하여 인체의 신진대사에 관련된 OGT라는 효소를 밝혀냈습니다. 이 효소는 포만감을 느끼게 하여 음식 섭취를 중단하게 합니다. 뇌에서 적정한 수준으로 음식을 섭취하였다고 판단하면 OGT 효소를 생산하는 유전자 스위치가 켜지는 겁니다. 이 효소 외에 포만감을 느끼게 하는 호르몬도 있습니다. 그러나 이런 호르몬 역시 호르몬을 생산하는 유전자의 스위치가 켜져야 분비되기 시작됩니다.

존스 홉킨스대학교에서 생쥐의 OGT 효소를 분비하는 유전자를 제거하는 실험을 했습니다. 2주 정도 관찰해보니, 생쥐가 배가 대단히 부른 상태에서도 음식 섭취를 멈추지 않아 비만이 되어버렸습니다. OGT 효소 외에 포만감을 느끼게 하는 다른 호르몬의 작용도 제대로 되지 않았습니다.

결과적으로 포만감과 음식 섭취를 조절하는 유전자의 활성이 중요합니다. 이 유전자를 '비만 유전자'라고 부르고, '비만 유전자'의 활성을 결정하는 것을 '비만 유전자 스위치'라고 부릅니다. 이런 스위치를 켜고 끄는 것이 비만의 핵심 요인이라는 것을 알아야 합니다. 이런 유전자 스위치가 쉽게 잘 켜지는 사람은 적은 음식에도 포만감을 느끼는데, 대개 마른 체형의 사람들이 이런 경우가 많습니다. 반대로 끊임없이 먹는데도 불구하고 항상 배고픈 사람들은 비만 유전자 스위치가 잘 켜지지 않는 사람들이 대부분입니다.

우리는 소아 비만이 성인 비만보다 더 심각하다는 사실을 잘 알고 있습니다. 아이들은 살이 찌면 지방세포의 개수가 늘어나는 반면, 성인들은 지방세포의 크기만 단순히 커집니다. 지방세포는 일단 개수가 한 번 늘어나면 그 수가 줄어들지 않습니다. 성인은 살이 찌면 고정되어 있는 지방세포의 크기가 늘어났다가 살이 빠지면 다시 크기가 줄어듭니다. 그러나 아이들은 살이 찌면 세포의 개수가 늘어나고 그 개수가 절대 줄어들지 않습니다. 이런 상태로 성인이 되면 지방의 개수가 많은 상태에서 조금만 지방세포의 크기가 커져도 아주 뚱뚱하게 됩니다. 반면에 지방세포의 개수가 적은 사람은 살이 쪄도 크게 뚱뚱해지지 않습니다.

소아 비만이 더 큰 문제인 것은 이렇게 지방세포의 개수가 어린 시절에 결정되기 때문입니다. 지방세포의 개수를 증가시키는 유전자가 있고, 지방세포의 개수를 줄이는 유전자도 있습니다. 성균관대학교의 한정환 교수가 이 유전자를 발표했는데, 지방세포의 개수를 늘리는 유전자는 S6K1, 지방세포의 개수를 줄이는 유전자는 WNT, 윈트라는 유전자입니다. 이렇게 한 번 결정된 지방세포 개수는 평생 바뀌지 않습니다. 칼로리에 따라 커졌다 작아졌다 할 뿐입니다.

소아에게 과도한 칼로리는 평생 바꿀 수 없는 건강 문제를 남깁니다. 어린 시절에 지방세포 개수 증가 유전자 스위치를 켜는 고칼로리 음식을 절대 금해야 하는 이유입니다. 음식의 섭취에 따라 어떤 유전자가 켜지고, 어떤 유전자는 꺼진다는 것을 꼭 기억해야 합니다.

어린 시절의 음식도 중요하지만 임신 중 엄마의 음식도 태아의 유전자 스위치를 결정합니다. 미국 조지타운대학교 메디컬센터의 바오키 수 박사가 '뇌유래신경영향인자(BDNF, Brain Derived Neurotropic Factor)'라는 물질을 발표하였습니다. 이 물질 역시 포만감에 관여하는 물질입니다. 보통은 배가 부르면 시상하부에서 음식 섭취를 중지시키는 호르몬을 분비하여 음식을 조절합니다. 그런데 BDNF라는 신경영향인자를 만드는 유전자에 문제가 있을 경우 배가 부른 것을 못 느낍니다. BDNF라는 물질을 생산하는 유전자가 짧아지는 등의 변형이 일어나면서 결국 유전자 스위치가 꺼지는 것입니다. 이 유전자 스위치가 꺼지면 보통사람보다 음식을 2배 정도 더 많이 먹는다고 합니다.

이런 유전자들은 대개 태아가 엄마의 자궁에 있을 때 스위치에 변화가 생깁니다. 태아가 어머니 뱃속에 있을 때 영양소가 없는 음식이나 유해한 성분이 포함된 음식이 들어오면 태아의 유전자 스위치가 꺼져 계속 먹는 아이로 태어납니다.

05

영양은 결핍인데
살은 찐다면

식욕을 조절해주는 음식 가이드

우리 몸은 부족한 영양소가 있을 때 그것이 보충될 때까지 계속적으로 뇌를 자극하여 음식을 먹게 합니다. 예를 들어 만약 어떤 비타민이 부족하면 몸은 부족한 비타민이 충분히 보충될 때까지 계속 배고픔을 느끼게 합니다. 배고픔 문제는 단순히 칼로리의 문제만은 아니라는 것입니다.

이때는 부족한 성분을 찾는 것이 필요합니다. 불행하게도 쉽게 찾을 수 있는 방법은 아직 존재하지 않습니다. 일단 혈액검사를 통해 비타민이나 미네랄 같은 부족한 성분을 찾는 것이 중요합니다. 이런 전문적인 방법 외에도 자신이 직접 할 수 있는 방법은 끊임없이 몸을 지켜보는 방법입니다. 언제, 어떤 상황에서 가장 음식 조절이 어려운지 관찰하여 일지를 쓰고, 부족하다고 판단되는 성분이 나오면 그 성분이 다량 포함된 음식을 먹어보는 것입니다. 이런 원시적이며 간단한 방법이 때로는 상당한 위력을 발휘합니다. 여러 가지 음식들을 먹어보면서 자신의 식욕과의 상관관계를 밝혀볼 수 있습니다. 몇 가지 쉽게 알 수 있는 사례를 소개하겠습니다.

식욕과 관련된 대표적인 영양소로 비타민을 예로 들 수 있습니다. 우울하거나 혹은 변비가 지속되는 사람들이 있습니다. 이런 분들이 식욕 조절이 안 되는 경우에는 비타민 B1의 부족을 생각해볼 필요가 있습니다. 비타민 B1을 많이 함유한 식품은 콩과 견과류입니다. 우선 이런 식품을 먹어보면 상당한 도움을 받을 수 있습니다.

그 다음은 입안이 잘 허는 사람, 피부가 자주 건조하고 가려우면서 식욕 조절이 안 된다면 비타민 B2의 부족일 수 있습니다. 비타민 B2는 우유, 생선, 달걀에 많이 함유되어 있습니다. 이런 종류의 음식이 식욕 조절에 도움이 될 수 있습니다. 또 설사를 자주 하거나 무른 변을 자주 보면서 식욕 조절에 문제가 있다면 나이아신이 부족할 가능성이 상당히 높습니다. 이때는 참치, 땅콩 같은 것들을 먹는 것이 좋습니다. 우유도 도움이 됩니다. 신경이 예민하고 피로를 많이 느끼며 현기증을 자주 느끼는 동시에 살이 많이 찌는 분은 비타민 B_6 부족의 문제일 수 있습니다. 비타민 B_6를 많이 함유한 식품은 생선류입니다. 콩, 달걀에도 많이 들어 있습니다. 또한 감기에 자주 걸리며 면역 기능이 잘 떨어지고 먹는 것에 비해 피부가 거칠고 쉽게 피곤을 느끼면서도 식욕은 왕성한 경우는 비타민 A의 문제일 수 있습니다. 이런 분들은 치즈, 달걀, 버터를 먹는 것이 식욕을 조절하는 데 도움이 됩니다. 이런 음식들은 칼로리가 상당히 높은 음식인데, 걱정이 된다면 당근이나 삶은 달걀노른자 정도로 시도해보는 것도 좋습니다.

이런 노력들은 단기간에 문제를 해결할 수 있는 방법은 아닙니다. 인내를 가지고 지속적으로 시도해봐야 합니다. 그리고 이런 방법만으로 식욕을 완전히 조절할 수 있는 것 또한 아닙니다. 자신의 생활 방식에 문제가 있기 때문에 영양 불균형이 생긴 것이므로, 생활 방식을 바꾸지 않으면 다시 나빠질 가능성이 큽니다. 주기적으로 자신의 식욕을 체크하면서 부족한 부분이 무엇인지를 찾아내야 합니다. 또한 부족한 영양소는 매번 바뀔 수 있다는 사실도 알아야 합니다.

다이어트, 한 번에 정리하자!

★ 운동을 싫어하는 성향은 유전적 소인과 관계가 있다.

★ 육식형 사람의 경우는 소식이 답이다. 반대로 초식형의 사람은 운동이 답이다.

★ 우리와 함께 공존하는 여러 가지 장내세균들이 우리의 식욕을 조종한다.

★ 독성 물질에 의하여 생기는 만성 염증들이 비만하게 만든다. 지나친 운동에 의한 만성 염증도 비만을 유발한다.

★ 신체의 대사에 필요한 영양소의 부족이 식욕을 자극한다.

어떤 이유에서든지 다이어트를 시도하는 사람이라면 위의 사항을 꼭 기억할 필요가 있습니다. 이런 것들을 정상으로 되돌리지 않는 한 다이어트를 성공하기는 어렵습니다. 절식이나 과도한 운동, 약물 등을 통하여 일시적으로 체중을 감량할 수는 있겠지만 지속은 어려운 일이며, 진짜 건강하고 날씬한 몸을 위해서는 기존의 다이어트에 대한 상식을 꼼꼼하게 짚어볼 필요가 있겠습니다.

우리에게 가장 잘 맞는 식사법은 무엇일까?

1일 1식이라는 건강법이 크게 유행한 적이 있습니다. 현대를 살아가는 인류가 가지고 있는 유전자형은 아직까지는 현대의 풍족한 먹거리에 적응하지 못한 과거의 유전자입니다. 원시인들이 하루 세 끼를 먹었다는 것은 말이 안 되는 이야기입니다. 먹거리가 풍부하지 않아, 먹는 날보다 굶는 날이 훨씬 많았을 것입니다. 유전자에 맞게 살기 위해 우리의 생활이 원시적인 삶으로 돌아가는 게 맞을지도 모릅니다. 이런 논리로 본다면 1일 1식도 맞는 이야기일 수 있습니다.

그러나 조금 더 근본적으로 들여다보면 어떤 식사법이 우리에게 가장 잘 맞는지 알 수 있습니다.

첫째, 우리가 가지고 있는 조상의 유전자는 지금처럼 먹고 싶은 것을 즉시 구해서 먹었던 적이 없습니다. 그것이 불가능했습니다.

두 번째, 우리의 조상 유전자는 배부르게 먹었던 적이 없습니다. 먹을 것이 없었습니다. 우리 유전자는 항상 배고팠던 유전자라는 것을 기억해야 합니다. 부족함에 적응되어 있는 유전자입니다.

세 번째, 배고픔을 느낀 뒤 먹는 것이 정상입니다. 우리 유전자는 배고픈 즉시 먹었던 일이 별로 없습니다. 배가 고파도 사냥에 성공하거나 채집을 한 뒤에 먹어야 했기 때문입니다. 배가 고프기도 전에 미리 시간에 맞추어 먹는 호사는 한 번도 경험해보지 못한 유전자입니다. 기억하시기 바랍니다. 우리의 유전자는 배고플 때 먹는 유전자입니다. 그것도 배고픈 즉시가 아니라 한동안 배고픈 후에나 먹을 수 있는 상황에 적응한 유전자입니다.

이와 같이 우리의 유전자는 적응하여 왔습니다. 이쯤 되면 우리가 어떻게 먹어야 할지 방향이 결정될 것 같습니다.

탄수화물은 체내에 흡수되면
대뇌에 도달해 만족 중추를 자극합니다.

결국 탄수화물은 포만감 때문에
먹는 게 아니라
'만족감'을 얻기 위해 먹는 것입니다.
이것은 마치 도파민에 의해 일어나는
'중독'과 비슷한 증상을 일으킵니다.

06

탄수화물은 인류에게
선물인가 재앙인가

탄수화물 중독 바로 알기

설탕 같은 당류 제품들이 넘쳐나는 환경에서 자라는 어린아이에게 단 음식을 먹지 말라고 하는 것은 결코 쉬운 일이 아닙니다. 어떤 부모님은 아예 당이 없는 간식을 스스로 만들어주는 경우도 많다고 합니다. 그러나 아이가 어린이집에 가게 되면, 사탕과 과자 등의 간식에 노출되어 부모의 모든 노력은 무너져버립니다. 아이들은 일단 한 번 단 음식을 먹으면 덜 단 음식은 거부하게 되어 있습니다. 그렇다면 이런 당류의 노출이 정말로 아이의 건강에 나쁜 영향을 줄까요? 그리고 늘어나는 당뇨병, 비만이 과연 당과 어떤 상관 관계가 있는 걸까요? 아니면 아무 관계도 없을까요?

선진국들은 현재 당과의 전쟁을 치른다고 해도 과언이 아닐 정도로 '당류 퇴치 운동'을 벌이고 있습니다. 설탕, 밀가루 같은 탄수화물을 '백색 공포'라고 부르기까지 하지요. 그렇다면 왜 인류는 끊임없이 당류를 찾고 여기서 벗어나지 못하는 것일까요?

탄수화물은 일단 섭취되면 쉽게 포도당으로 바뀌어 사용되거나 저장됩니다. 탄수화물이 갖는 중요한 기능은 에너지원입니다. 3대 에너지원 중에서 가장 쉽게 얻을 수 있으며 가장 쉽게 사용될 수 있는 화학 구조를 가지고 있습니다. 인류는 농경을 시작하면서 탄수화물을 쉽게 얻을 수 있는 방법을 찾게 되었고, 드디어 기근으로부터 해방되기 시작하지요. 하지만 인류는 갑자기 다량의 탄수화물이 들어오는 상황에 어떠한 대비도 하지 못했습니다. 풍부한 탄수화물을 대사하고 처리할 수 있는 적응을 마치지 못한 상태에서 다량의 탄수화물이 유입된 것이지요. 이후 인류는 식량의 고갈로부터 어느 정도 자유로워졌고, 인류의 평균수명은 획기적으로 늘어나게 됩니다. 신체가 처리할 수 있는 양보다 훨씬 많은 양의 탄수화물을 섭취함으로써 많은 문제가 야기될지언정 인류는 행복했습니다. 배고픔에서 해방되었다는 엄청난 진전을 맞이한 것입니다.

탄수화물의 역할은 단순히 에너지원의 공급에만 있지 않습니다. 몸속으로 일단 흡수된 탄수화물은 다양한 경로의 대사 과정을 거쳐 처리되며 동시에 대뇌에도 작용합니다. 에너지원으로 섭취한 당의 상당 부분은 뇌에서 사용됩니다. 도파민이라는 단어를 들어보셨을 겁니다. 도파민은 뇌에서 분비되는 신경전달물질로 운동, 인지, 동기부여, 기분 좋게 하는 역할 등을 하는데, 바로 이 물질 때문에 인간은 중독에 빠지기도 합니다. 도파민의 분비로 인해 기분 좋은 경험을 하게 되면 탐닉에 빠지게 되는 것이지요. 또한 과도하게 분비되면 조현병 같은 정신병에 걸리기도 하고, 너무 줄어들면 운동장애가 발생하는 파킨슨병에 걸리기도 합니다.

중요한 것은, 우리가 섭취한 탄수화물이 체내에 흡수되어 포도당으로 바뀌고 대뇌에 도달해 만족 중추를 자극한다는 점입니다. 그러면 만족감을 계속 갈구하게 되고, 점차 의존이 강해져 탐닉으로까지 이어질 수 있습니다. 이것은 마치 도파민에 의해 일어나는 일반적인 중독과 유사한 중독 증상을 일으키게 됩니다

식당에서 삼겹살을 넉넉히 시켜 먹어 배가 부른 상태인데도 된장찌개나 냉면을 시키는 사람이 많습니다. 틀림없이 배가 부른 상태인데도 계속 음식을 찾는 겁니다. 이것은 단순히 배가 고파 음식을 찾는 허기와는 다릅니다. 아직 탄수화물 공급이 완전하지 않아 탄수화물만이 줄 수 있는 대뇌 만족 중추 자극이 일어나지 않은 것입니다. 탄수화물을 섭취하지 않으면 대뇌의 만족 중추는 만족하지 못합니

다. 아무리 배가 불러도 만족감은 떨어집니다.

다시 말하지만, 탄수화물은 단지 배가 고파서만 섭취하는 것이 아니라 만족감을 얻기 위해 먹는 것입니다. 여자들 중 생리 기간이 되면 우울감과 같은 생리 증후군으로 고통받는 사람이 많습니다. 증상의 완화를 위해 대체로 운동이나 쇼핑 등을 해결 방법으로 생각하지만, 가장 손쉬운 방법은 탄수화물이 풍부한 음식을 먹는 것입니다. 탄수화물이 갖는 도파민 유사 기능 때문에 생리 증후군으로 인한 의욕 저하와 우울감을 해결할 수 있습니다.

바로 이런 당의 기능들이 인류가 과도한 당류 사용을 자제하지 못하는 이유이고, 당류 퇴치 운동이 성공을 거두기 어려운 이유입니다. 따라서 당류의 문제를 해결하려면 당류를 단순히 에너지원으로만 인식하지 말고, 대뇌에 직접 작용하는 중요한 신경전달물질 중하나로 생각해야 합니다. 탄수화물이 단순 에너지원의 기능 외에 중요 신경전달물질로서의 기능을 가진다는 것을 이해하면, 당류 퇴치 운동은 단순히 의지의 문제만이 아니라 자신의 감정 상태를 관리해야만 해결할 수 있는 문제임을 알 수 있습니다.

07

채식은
항상 옳은가

독이 든 채소를 피하는 방법

모든 식물들은 생존하기 위해 자기방어를 합니다. 살아남았다면 나름의 방어 기전이 있다는 이야기입니다. 특히 초식동물들에게 좋은 먹잇감의 경우는 더욱 공고한 방어 기전이 있습니다. 그렇다면 식물들은 스스로 어떤 방어 기전을 발달시켜 왔을까요?

초식동물이 선호하는 잔디 같은 잡초는 아주 강력한 방어 기전을 통해 적응해왔습니다. 식물을 먹이로 하여 살아가는 수많은 생명들, 즉 진드기 같은 각종 벌레, 곤충, 동물 그리고 사람까지 수많은 적들로부터 자신을 보호하는 가장 적극적인 방법은 독성을 만들어내는 것이었습니다. 이러한 독성을 가지지 않은 채소와 풀들은 모두 곤충이나 동물의 먹잇감으로 사라져 지금은 존재하지 않을 것입니다.

독이 든 사과는 동화에나 나오는 이야기가 아닙니다. 제가 어렸을 때는 집을 나서면 도처에 사과, 수박, 참외, 오이, 토마토 등 먹거리가 많았습니다. 이때 하나씩 따먹는 맛이 얼마나 꿀맛이었는지 모릅니다. 과일이 익을 때까지 기다리는 것은 어린 나이에는 너무도 길고 힘든 시간이었습니다. 익기도 전에 자두를 따서 한입 베어 물면 너무도 시어서 얼굴을 펼 수 없을 정도였지만, 그래도 좋다며 서로 먹겠다고 싸우기도 했습니다. 사과도 마찬가지였습니다. 익기를 기다리지 못해 아직 새파란 사과를 많이도 따먹었습니다. 덜 익은 사과를 먹어본 사람이라면 특유의 떫고 쓰고 신맛을 기억할 것입니다. 풋사과를 따먹은 날이면 틀림없이 화장실을 들락거려야 했습니다.

식물 독성의 대표적인 것이 풋사과입니다. 풋사과는 독성을 가지고 있습니다. 사과의 입장에서는, 씨가 영글어 후손을 번식하기 전에 동물이나 곤충에게 먹혀버린다면 자신의 유전자를 남길 수 없게 됩니다. 그래서 열매 속에 독성 물질을 만들어 천적들이 가능한 한 먹지 못하게 해야 합니다. 과일이 어릴수록 독성 성분은 강해집니다. 그러나 시간이 흘러 이제 씨앗이 충분히 영글면 상황이 바뀝니다. 가능한 한 많은 곤충이나 동물이 먹어 씨앗이 사과 밖으로 나와야 종족이 널리 퍼질 수 있는 가능성이 높아지는 것입니다. 그래서 익은 사과에는 당이 가득 들어 있습니다.

그리고 열매의 최후의 보루인 씨앗이 동물의 소화기관에서 소화가 되어 사라진다면 문제가 심각해집니다. 그래서 대부분의 씨앗은 아주 두꺼운 막으로 덮여 있고 잘 소화되지 않습니다. 수박을 먹을 때 모르고 씨를 먹으면 어김없이 다음날 대변으로 나옵니다. 씨앗의 입장에서는 더욱 공고히 자신을 보호할 필요가 있습니다. 그래서 대부분의 씨앗은 특히 강한 독성을 가지고 있습니다.

참외는 이런 특성을 이용해 또 다른 생존 전략을 쓰기도 합니다. 참외의 씨앗은 강한 독성을 지니지만 강한 껍질을 가지고 있지 않습니다. 이들이 펼칠 수 있는 전략은 가능한 한 빨리 동물의 소화기관을 탈출하는 것입니다. 동물들의 내장 기관에 독성 물질을 분비해 장운동을 빨라지게 해서 빠른 속도로 탈출합니다. 이것이 참외 씨를 걷어내지 않고 참외를 먹었을 때 설사를 하는 이유입니다.

이와 같이 모든 식물은 자신을 보호할 수 있는 것들을 하나씩 가지고 있습니다. 그렇기에 채소는 무조건 건강한 음식이라는 통념을 버려야 합니다. 특히 채소에는 독성이 있다는 것을 명심해야 하는데, 강한 향이 나거나 쓴맛이 강한 경우에는 더욱 그렇습니다.

어린아이가 풋사과를 먹으면 어른보다 더 심한 배탈이 납니다. 음식에 포함된 일반적인 독성은 우리 몸속의 세균들에 의해 분해되거나 중화되는 경우가 대부분입니다. 하지만 어린아이는 독성을 처리할 수 있는 장내세균이 어른처럼 다양하지 못합니다. 또한 장기도 아직 미성숙하여 해독을 완전히 할 수 없습니다. 성인 중에서도 자신의 몸이 민감하다고 생각되면 생채소보다는 익혀서 독성을 파괴하여 드시는 것을 권장합니다. 물론 아이들은 당연히 익혀서 먹어야 합니다.

08

브로콜리를 먹으면
죽는 사람들

나에게 독이 되는 음식 골라내기

요즘 TV를 켜면 몸에 좋다는 음식들이 많이 소개됩니다. 우리나라 고유의 음식인 마늘, 양파, 달래, 취나물 등을 비롯해서 외국에서 수입된 블루베리, 크랜베리, 아사이베리 등 이름도 생소한 것들이 너무나 많습니다. 그 효과에 대해 연일 방송과 매체에서 다루고 있지만, 한때의 열풍이 지나고 나면 또 다른 새로운 것이 계속 소개될 것입니다.

브로콜리라는 단어를 들으면 어떤 생각이 먼저 떠오릅니까? 건강식품, 항암 효과, 신이 내린 선물 등 많은 긍정적인 이미지들이 떠오를 것입니다. 실제로 브로콜리는 건강에 유익한 요소를 많이 가지고 있습니다. 브로콜리의 좋은 점을 이야기하려고 한다면 아마 이 책 전부를 할애해도 부족할 것입니다.

재미있는 이야기를 하나 소개하겠습니다. 남미 안데스 지역에 사는 어떤 부족 사람들은 브로콜리를 먹지 않습니다. 이유는 아주 간단합니다. 특별한 이유가 있어서가 아니라 단지 쓴맛이 싫어서 먹지 않았습니다. 그런데 이 부족에게 불행이 찾아왔습니다. 갑자기 인구 수가 줄어들기 시작한 것입니다. 정확한 원인을 찾지 못한 채 인구 감소가 계속되자 세계보건기구가 조사에 나섰는데, 그 결과 이 부족 들에게서 갑상선 기능 저하증의 빈도가 높게 나타난다는 사실이 발견되었습니다. 결국 인구 감소의 주범이 갑상선 기능 저하증으로 밝혀진 것이지요. 그리고 한 가지 더 재미있는 사실이 밝혀졌습니다. 과거 이 부족 중에는 브로콜리에서 쓴맛을 느끼지 못하는 사람이 많이 살았다는 것이었습니다. 그러나 불행하게도 이 사람들은 모두 사망하고 말았습니다.

이제 이 문제에 대하여 진화의학으로 설명을 해야 할 때가 되었습니다. 이 부족 사람들은 브로콜리에 쓴맛을 느끼는 사람과 쓴맛을 느끼지 못하는 사람 두 종류로 나뉘었습니다. 이 두 부류의 사람들 모두 갑상선 기능이 유전적으로 취약하게 태어났으며, 브로콜리를 먹을 경우 갑상선 기능에 더욱 심각한 문제가 야기될 수 있는 유전적 소인이 있었습니다.

브로콜리는 아이오다인이 갑상선으로 공급되는 것을 방해하여 갑상선 호르몬 생성을 방해하는 경향이 있습니다. 이렇게 선천적으로 갑상선에 장애가 있는 사람에게 브로콜리의 아이오다인 공급 방해는 많은 문제를 일으킬 수 있습니다.

쓴맛을 느끼지 않고 평소 브로콜리를 잘 먹은 사람들은 대부분 갑상선 기능 장애로 일찍 사망하였습니다. 그러나 부족 중 브로콜리에 쓴맛을 느끼는 사람들은 단순히 그 맛 때문에 거부감을 느껴 브로콜리를 먹지 않았고, 유전적 문제가 있음에도 불구하고 살아남을 수 있었던 것입니다.

이 사례는 아주 중요한 메시지를 던집니다. 모든 사람에게 좋은 음식은 없다는 것입니다. 남들에게 유익하다고 해서 자신에게도 유익한 것은 아닙니다.

그렇다면 우리는 어떻게 먹고 무엇을 먹어야 할까요? 세상에 좋다는 것이 너무 많습니다. 그래서 우리는 고민에 빠집니다. 이제는 하루 이틀이면 세계 곳곳으로 날아가 그곳의 낯선 음식을 먹을 수도 있습니다.

그러나 나의 유전자가 이런 급격한 먹거리의 변화에 맞춰 새로운 것을 부작용 없이 받아들일 수 있는 능력이 있는지를 고민해봐야 합니다. 우리의 유전자가 미처 적응하기도 전에 우리는 한 번도 접해보지 못한 음식들을 먹고 있습니다. 그러나 실상은 아직 우리 유전자에게는 그런 낯선 음식뿐만 아니라 약물, 화학물질을 처리할 수 있는 능력이 없습니다. 그러다 보니 그것을 처리하기 위해서는 어떤 유전자가 켜져야만 합니다. 이 유전자가 켜짐으로써 그 상황에 극복하고 적응할 수도 있지만, 그것이 다른 곳에 어떤 영향을 끼칠 것인지는 아직 아무도 모릅니다. 유전자가 켜짐으로 인해서 연속적으로 미칠 영향에 대해 우리는 아직 많은 지식을 가지고 있지 않습니다.

좋은 음식이 무엇인지 정의하기란 사실 쉽지 않습니다. 유명한 말이 있습니다. "One man's food is someone else's poison." 한 사람에게는 생명을 유지해줄 중요한 음식이지만, 다른 사람에게는 독이 될 수도 있는 음식이라는 이야기입니다. 그래서 좋은 음식이란 나에게 맞는 음식, 내 유전자가 처리할 수 있는 음식입니다.

자신의 유전자와 맞는 음식을 찾아야 합니다. TV 광고나 저명인사들의 말에 귀 기울이기보다 가족들의 히스토리, 가족의 생활사, 어머니 아버지가 드시던 것, 그리고 가족 병력을 살펴봐야 합니다. 이러한 것을 종합하여 잘 관찰한다면, 충분히 자신에게 맞는 음식들을 골라낼 수 있습니다.

더불어 당부하자면, 경험해보지 못했던 음식들의 섭취는 점진적으로 이루어져야 합니다. 낯선 음식은 자제할 필요가 있습니다.

아이들의 편식은
풍부하지 않은 장내세균총과
미성숙한 장기 때문에 일어납니다.

아이들의 편식은 지극히 자연스러운 일이며,
자기방어 방법의 하나라는 사실을
알아야 합니다.

09

아이들은 왜
채소를 싫어할까?

미성숙한 장기와 부족한 장내세균

"

하루는 지인의 친구분이 오셔서 고민을 털어놓았습니다. 이분의 고민은 세 살짜리 아이가 너무 편식을 한다는 것이었습니다. 이 아이는 주로 백미만 먹고, 어쩌다 콩이나 잡곡을 조금이라도 섞으면 절대 먹지 않는다고 합니다. 또한 반찬을 일체 먹지 않으며 특히 채소는 아주 싫어해서 먹었던 것도 토해낸다고 합니다. 이분은 아이가 성장에 필요한 영양소를 모두 섭취해야 한다고 굳건히 믿는 분이었는데, 아이가 그러지 않자 불안해서 죽에 채소를 갈아 넣어 먹이거나, 주스에 미숫가루를 타서 먹였습니다. 이분은 밥을 먹이는 것이 꼭 전쟁 같다고 표현했습니다.

이런 사례는 수많은 가정에서 흔히 볼 수 있습니다. 많은 부모가 어린아이와 식사 문제로 씨름을 합니다. 그렇다면 어린아이들이 이렇게 편식하는 이유는 무엇일까요? 이 문제도 좀 더 근본적인 시각에서 이해해볼 필요가 있습니다.

우선 이 사례의 어머니 또한 어릴 때 편식을 했고 지금도 항상 입맛이 없어서 음식을 많이 먹지 않는다고 합니다. 흔한 말로, 입이 짧은 타입입니다. 그러나 현재의 몸은 야위었다기보다는 날씬한 편에 속하고 저체중은 더더욱 아니었습니다. 어머니 스스로 아이가 자신의 유전자를 물려받아 그렇다면서, 아이를 원망할 수도 없다고 말했습니다.

어머니께 질문을 해보았습니다. "지금 사시는 데 불편이 있습니까?" 그러자 어머니의 대답은 전혀 불편한 점이 없다는 것이었습니다. 그래서 한 가지 질문을 더 했습니다. "어릴 때는 어떠셨습니까?" 이번에도 어머니의 대답은, 어릴 때도 좀 야위었지만 그래도 잘 살았다는 것이었습니다.

아이들이 선호하는 음식의 범위는 아주 협소합니다. 아이들은 가리는 음식이 많습니다. 이런 것들은 나이가 들면서 점점 사라지고 먹을 수 있는 음식의 범주가 차차 넓어지게 됩니다. 우리는 과학의 시대에 살고 있지만 몸은 아직 원시시대의 아날로그 몸을 가지고 있습니다. 거친 채소조차 아직 스스로 소화하지 못해서 누군가의 도움을 받아 소화시킵니다. 바로, 채소를 주식으로 먹고 사는 세균들입니다. 이 세균들이 섬유질을 분해하면 여기서부터 생성되는 영양소를 체내에서 흡수합니다. 이렇게 되면 우리 몸은 다양한 채소를 먹더라도 불편하지 않습니다. 다양한 세균들의 도움으로 편히 소화시킬 수 있기 때문입니다. 더불어 장내세균의 수가 다양해지면서 먹을 수 있는 음식의 폭이 넓어집니다.

어린아이들의 음식 섭취의 폭이 좁은 이유는 장내세균총이 다양하지 못해서입니다. 아이들은 섬유질이 많은 채소를 잘 소화시키지 못하고 대부분 그대로 배설합니다. 장내세균총이 다양하지 않으면 특정한 음식을 먹었을 때 불편함을 느끼는 것입니다. 그래서 아이들은 이런 불편한 음식을 거부합니다. 어린아이들의 편식은 당연한 것입니다.

음식 선호의 폭이 좁은 또 다른 이유는 어린아이들의 신체가 아직 미성숙한 상태이기 때문입니다. 몸에 음식이 들어왔을 때 그 음식을 적절히 처리할 수 있는 기관들이 아직 미성숙한 상태입니다. 그래서 아이들은 미성숙한 장기가 적절하게 처리할 수 없는 음식을 본능적으로 싫어합니다.

특히 3세 이하의 아이들은 장내세균총의 수와 종류가 풍부하지 않고 아직 장기 기능이 완전히 발달하지 못해 다양한 음식을 분해하고 해독하기에는 많은 문제가 있습니다. 미성숙한 장기는 약한 독성 물질에 조금만 노출되어도 치명적인 해를 입을 수 있습니다. 그래서 아이들은 독성이 있다고 의심이 되면 일단 거부합니다.

아이들이 수많은 독성들로부터 자신을 방어하기 위해 선택한 방법은 아주 간단하고 노력이 별로 필요하지 않은, 가려먹기입니다. 편식을 통해서 자신이 해결하지 못하는 음식을 걸러냄으로써 많은 독성들로부터 특별한 대가를 치르지 않고 자신을 지키는 것입니다.

다양한 교육을 받은 요즘 부모들은 극성스러울 정도로 아이들의 교육과 건강에 관심이 많습니다. 아이들이 균형 있게 발달하기를 바라지 않는 부모는 없을 것입니다. 어느 것 한 가지라도 부족하게 되면 부모들은 불안하기 시작합니다. 수많은 언론과 전문가 집단이 이들의 불안을 조장하는 경향이 있는 것도 사실입니다. 균형 잡힌 식단으로 골고루 먹는다면 균형 있게 발달할 것이라는 막연한 믿음을 가지고 있는 것입니다. 성인이 편식한다면 문제가 될 수 있지만, 어린아이의 편식은 어른의 편식과 다릅니다. 어른들이 편식을 한다면 그것은 장내세균총에 문제가 있어서이고, 아이들이 편식을 한다면 장기가 아직 성숙하지 못했기 때문입니다.

아이에게 브로콜리를 먹여본 부모라면, 아이들이 브로콜리를 좋아하지 않는다는 사실을 잘 아실 겁니다. 아이들이 브로콜리를 좋아하지 않는 이유가 단지 맛이 없어서일까요? 아이들은 갑상선이 미성숙하여 브로콜리에 의해 신체가 손상을 받을 수 있기 때문에 안데스 산맥의 원주민들처럼 본능적으로 브로콜리를 거부합니다. 아이들에게 브로콜리의 맛을 물어보면 안데스 원주민처럼 대부분 쓰다고 표현합니다. 이렇게 갑상선 기능이 미발달한 상태에서는 브로콜리에 쓴맛을 느끼는 유전자 때문에 우리는 지금까지 생존할 수 있었던 것입니다. 이것이 우연의 산물일까요?

어머니들은 브로콜리의 장점을 너무 많이 알고 있기에 아이들에게 반드시 먹여야 할 필수 요소라고 굳게 믿습니다. 거부하는 아이들에게 수많은 방법을 동원합니다. 먹음직스럽게 볶기도 하고, 각종 양념으로 본래의 맛을 가리기도 하고, 과자를 준다고 꾀어서 먹입니다. 브로콜리 외에도 파, 마늘, 당근, 버섯 등 아이들이 해결하기에는 부담스러운 수많은 음식을 강요함으로써 아이의 밥상을 공포로 몰아넣는 일이 비일비재하게 일어나고 있습니다.

이것이 과연 바람직한 행동인가 고민해볼 필요가 있습니다. 성인들은 먹고 싶은 음식과 먹기 싫은 음식이 교육과 과거의 경험, 그리고 장내세균총에 의해 결정되는 경우가 대부분입니다. 그러나 3세 이하의 아이들은 생존을 위해 본능적으로 거부할 뿐입니다. 특정한 질병으로 인한 아주 심한 병적 편식의 경우를 제외한다면 편식 때문에 균형 있게 성장하지 못했다는 보고는 보지 못했습니다. 아이들의 편식은 매우 자연스러운 일이며 자기방어 방법이라는 사실을 기억해야 합니다.

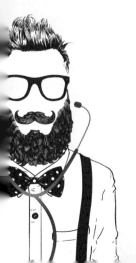

마음으로
유전자 스위치를
다스린다

우리의 크고 작은 마음 문제들

우리의 유전자 스위치는
먹는 음식과 주위환경에 따라
켜지기도 하고 꺼지기도 합니다.

부모로부터 물려받은
유전자의 상태가 어떠하든,
우리의 유전자는 여러 이유로
우리 몸에 유리하게,
혹은 아주 치명적으로
바뀔 수 있습니다.

01

우리 몸에
유전자 스위치가 있다 1

음식과 환경이 우리 몸에 끼치는 영향

2003년 듀크대학교에서 노란색을 띠는 뚱뚱한 쥐로 한 가지 실험을 했습니다. 노란색 뚱뚱이 쥐는 '어구티'라는 유전자를 가진 쥐입니다. 어구티 유전자는 살을 찌우고 털을 노랗게 만들 뿐만 아니라 당뇨병, 고혈압 같은 만성 질환을 유발하는 유전자입니다. 이 유전자를 가진 임신한 쥐에게 비타민 B_{12}를 먹이자 놀라운 결과가 나타났습니다. 노란색 뚱뚱이 쥐가 갈색의 날씬한 새끼 쥐를 낳은 것입니다. 암컷과 수컷 모두 어구티 유전자를 가진 노란색 뚱뚱이 쥐였는데도 말이지요. 충격을 받은 연구진들은 새끼 쥐의 유전자를 조사해보았습니다. 결과는 더욱 당황스러웠습니다. 새끼 쥐는 털을 노랗게 하고 뚱뚱하게 하는 어구티 유전자를 갖고 있었습니다.

어구티 유전자를 가진 새끼 쥐에서 어구티 유전자의 특징이 나타나지 않은 이유가 곧 밝혀졌습니다. 노란색 뚱뚱이 쥐에게 비타민을 먹이자 켜져 있던 어구티 유전자가 꺼진 것입니다. 다시 말해 유전자의 스위치가 작동을 멈춘 것입니다. 이러한 유전자 스위치의 변화를 'DNA 메틸화'라고 부릅니다. 어구티 유전자 스위치가 꺼지자 털의 색과 체중뿐만 아니라, 당뇨나 고혈압 같은 만성 질환에도 걸리지 않는다는 것이 밝혀졌습니다.

이 실험이 발표되고 난 뒤 수많은 실험이 뒤를 이었습니다. 그리고 먹는 음식에 따라 DNA 메틸화가 다양하게 일어난다는 연구가 속속 발표되었습니다. 이런 연구들은 임신 기간 동안 식사를 어떻게 하는 것이 좋을지 많은 기준을 제시해주었습니다. 단순히 기형아 출산을 방지하기 위하여 위험성을 가진 음식을 삼가는 것만이 방법이 아니라는 것입니다. 임신 중, 혹은 평소의 식습관에 따라 우리의 유전자는 DNA 메틸화라는 변화를 겪을 수 있습니다. 음식에 따라 유전자 스위치가 켜지고 꺼진다는 것이 어쩌면 우리 건강의 가장 핵심일 수도 있다는 이야기가 논의되기 시작한 것입니다.

하버드대학교의 호피 호엑스트라 교수팀이 재미있는 연구를 했습니다. 북미 플로리다 해변은 1만 년 전 빙하의 퇴적으로 모래가 형성되어 모래색이 밝습니다. 이 해변에 사는 사슴생쥐는 숲에 사는 생쥐와 달리 털의 색이 밝습니다. 사슴생쥐는 어구티 유전자를 가지고 있는데, 이 어구티 유전자는 어미 사슴생쥐 뱃속에 있는 새끼 사슴생쥐의 배아 발달 과정에서 발현됩니다. 어구티 유전자가 발현되면 어구티 단백질이 만들어지는데, 이 단백질이 멜라닌 색소를 만드는 세포의 성숙을 막아 사슴생쥐의 색이 흰색으로 바뀝니다. 사슴생쥐 털이 밝은 색인 것은, 플로리다 해변의 흰 모래 때문에 어구티 유전자의 스위치가 켜졌기 때문입니다. 사슴생쥐들은 올빼미나 매 같은 포식자의 눈에 잘 띄지 않기 위해 아주 빠른 속도로 플로리다의 밝은 모래사장에 적응했고, 그러한 적응 과정에서 플로리다 해변의 모래색처럼 밝은 색을 띠게 하는 어구티 유전자가 켜진 것입니다. 반대로 어두운 숲속에 사는 생쥐들은 어구티 유전자 스위치가 꺼져 털이 어두운 색을 띱니다.

우리의 유전자 스위치는 이렇듯 환경에 따라 켜지기도 하고 꺼지기도 합니다. 유전자 자체는 바뀌기 어렵지만, 스위치가 켜졌는지 꺼졌는지에 따라 완전히 다른 유전자처럼 작용합니다. 예를 더 들어볼까요? 거북이가 모래에 알을 낳고 부화를 기다릴 때, 주변에 천적이 많으면 알에서 암컷이 더 많이 부화합니다. 천적이 많으면 새끼가 잡아먹힐 확률이 높기 때문에, 따라서 암컷이 많아야 그만큼의 손실을 보충하기에 유리합니다. 암컷이 많아져서 이후 많은 알을 낳아 더 많은 새끼를 만들어야 성공적인 생존을 할 수 있는 것입니다. 반대로 천적의 수가 적으면 수컷이 더 많이 부화합니다.

사람의 경우도 이와 비슷한 사례들이 보고되고 있습니다. 세계대전과 관련된 연구를 보면, 전쟁 이후에는 남아의 출생률보다 여아의 출생률이 높아진다고 합니다. 혹독한 환경 속에서 살아남기 위한 적응 방법이 인간에게도 그대로 적용되고 있는 것이지요.

지금까지는 이런 현상들을 설명하기가 쉽지 않았습니다. 그러나 후생유전학이 대두되면서 우리가 DNA 메틸화 현상을 통해 환경에 '적응'하며 살아간다는 것을 알게 되었습니다. 메틸이라는 화학물질이 특정 유전자에 달라붙어서 유전자를 끄거나 켜는 역할을 한다는 것이 후생유전학 이론입니다. 음식뿐만 아니라 각종 환경들도 유전자를 켜거나 끌 수 있습니다.

산모의 영양 상태에 따라 아이가 병에 걸릴 확률이 크게 달라집니다. 그러나 단순히 엄마가 섭취하는 영양이 아기에게 직접적인 영향을 줘서 이런 결과가 나오는 것은 아닙니다. 엄마가 먹은 음식과 주변 환경이 태아의 유전자 스위치를 켜고 끄는 더 심각하고 더 중요한 문

제를 야기하는 것이지요. 이렇게 후생유전학이 등장하면서 우리 유
전자는 절대 불변이라는 고정관념이 깨지기 시작했습니다.

어미의 사랑과 관심이
새끼의 정서를 담당하는
유전자 스위치를 바꿉니다.

유전자 스위치의 온-오프가,
물리적인 환경뿐만 아니라
정서의 상태에 따라서도
결정되는 것입니다.

02

우리 몸에
유전자 스위치가 있다 2

정서가 우리 건강에 끼치는 영향

우리가 살고 있는 환경, 먹는 음식이 우리 유전자 스위치에 중요한 영향을 미친다는 사실에 대해 살펴봤습니다. 게다가 이 일은 아주 단시간에 일어날 수 있으며, 후세에까지 전달됩니다. 과거에는 유전자 결정론이 지배적인 이론이었습니다. 부모로부터 받은 유전자가 이미 결정되어 있고, 우리의 건강도 이 물려받은 유전자에 의하여 이미 결정되어 있다는 것입니다. 우리가 할 수 있는 최고의 건강관리는 물려받은 유전자를 최대한 잘 활용하는 것이었습니다. 질병은 운명처럼 받아들여야 하는 것이었습니다. 하지만 이제 건강에 대한 근본적인 생각을 바꿀 때가 되었습니다.

부모로부터 물려받은 유전자의 상태가 어떠하든 우리의 유전자 스위치는 환경 속에서 달라집니다. 우리에게 유리하게, 혹은 아주 치명적으로 바뀔 수 있는 것입니다. 어떤 사람은 A라는 스위치가 켜져 있고 어떤 사람은 B라는 스위치가 켜져 있습니다. 이 둘이 같은 질병을 앓고 있다고 해서 똑같은 치료를 하는 것은 아주 큰 문제입니다.

1987년 하버드대학교의 존 케인즈라는 연구원이 〈네이처〉에 발표한 연구 논문에는, 젖당을 소화하지 못하는 대장균에게 젖당만 계속 먹이는 실험이 나옵니다. 소화할 수 없는 젖당만 계속 먹이면 이 대장균은 먹이 부족으로 굶어서 죽을 것이라고 예상했습니다. 그런데 예상과 다른 결과가 나왔습니다. 이 대장균이 젖당을 소화할 수 있는 대장균으로 변모한 것입니다. 더 놀라운 것은 이것이 다음 세대에 유전이 된다는 사실이었습니다. 결코 우연히 생겨난 돌연변이가 아니었습니다. 어려운 상황에서 생존하기 위한 유전자 스위치의 온-오프 문제였던 것입니다.

엄마가 임신하여 영양소가 적고 지방이 많은 음식을 먹으면 태아의 건강 상태가 바뀝니다. 태아들은 이 상황을 아주 위험한 상황이라고 인식합니다. 즉 칼로리는 높더라도 영양소가 없기 때문에 굉장히 험난한 세상이 왔다고 인식하는 겁니다. 이때 태아의 절약 유전자 스위치가 켜집니다. 그러면 태아는 음식이 들어오면 일단 에너지를 저축합니다. 이런 아이는 태어나서도 가능한 한 많은 음식을 먹고 이 에너지들을 저축하려고 합니다. 여전히 기근이라고 인식하고 있기 때문에, 계속 먹고 저축하고 먹고 저축해서 비만이 될 가능성이 아주 높습니다.

식충이라는 구박을 받으면서도 식욕을 조절하기 아주 어려운 분들이 많습니다. 스스로 의지박약이라고 자책하기도 합니다. 자기 스스로를 못난 사람으로 인식하기 시작하고 우울감에 시달리기도 합니다. 그러나 이것은 당사자들의 의지 문제가 아닙니다. 어머니의 임신 중 식사와 관계가 있다는 것을 분명히 알아야 합니다.

음식뿐만 아니라 정서적인 부분도 유전자 스위치에 많은 영향을 미칩니다. 캐나다 맥길대학교의 연구가 아주 흥미롭습니다. 마이클 미니라는 교수가 생쥐 실험을 했습니다. 쥐를 두 그룹으로 나누어 어미가 잘 핥아준 쥐와, 어미에게 핥음을 받지 못한 쥐를 비교한 실험입니다. 이 두 그룹 중 어미가 잘 핥아주고 사랑을 준 쥐는 차분하고 정서적으로 안정되어 있는 반면, 그렇지 않은 쥐는 굉장히 불안정한 상태를 보였습니다. 이번에는 다른 실험을 해봤습니다. 양육 방법을 바꿔본 것입니다. 새끼를 잘 핥아주지 않는 어미 쥐에게 과거에 사랑을 많이 받은 새끼 쥐, 새끼를 잘 핥아주는 어미 쥐에게는 사랑받지 못한 새끼 쥐를 넣어주고 관찰을 시작했습니다. 그러자 놀라운 일이 생겼습니다. 사랑이 넘치는 어미 쥐 밑에 온 새끼 쥐는 성격이 침착해지고 안정적으로 바뀌기 시작한 반면, 새끼를 잘 돌보지 않는 어미 쥐에게 맡겨진 새끼 쥐는 불안한 태도를 보이기 시작했습니다.

연구실에서 이런 변화의 이유를 탐구한 결과, 새끼 쥐들의 유전자 스위치에 변화가 생겼음을 알았습니다. 어미의 관심과 사랑이 새끼의 정서를 담당하는 유전자 스위치를 바꾼다는 것이었습니다. 정서적 안정을 유지하는 유전자가 꺼져 있다가 다시 켜진다는 사실을 발견한 것이지요. 이렇듯 우리 유전자의 스위치가 켜지고 꺼지는 것이 물리적인 환경뿐만 아니라 정서적인 상태에 따라서도 결정된다는 것을 알 수 있습니다.

또한 노화가 빨리 진행되는 사람, 혹은 나이가 들면서 질병이 많이 발생하는 사람과 그렇지 않은 사람 등 이러한 건강의 변화는 일생 동안 계속됩니다. 장수 유전자 스위치를 켤 것인가 아니면 끌 것인가, 질병 유전자 스위치를 켤 것인가 끌 것인가, 이 모든 것이 우리의 태도와 마음먹기에 달려 있습니다.

03

무엇이
스트레스를 만드는가

스트레스가 주는 이익

스트레스는 만병의 근원입니다. 이런 진부한 이야기를 꺼내지 않더라도 현대사회에서 스트레스 관리가 얼마나 중요한지는 길게 말할 필요가 없습니다. 스트레스는 단순한 감기에서부터 암, 그리고 일상적인 행동에 이르기까지 너무나 많은 범위에 영향을 끼치고 있습니다.

한 TV 프로그램에서 인위적으로 스트레스를 준 토끼와 스트레스를 주지 않은 토끼의 장기를 비교하는 실험을 했습니다. 정상이라면 간의 색이 짙은 붉은색을 띠어야 하는데, 스트레스를 많이 받은 토끼의 간은 흰색을 띠었습니다. 간에 지방이 싸여 지방간이 되어 희게 보였던 것입니다. 다음 장면은 동맥을 잘라 그 절단면을 보여주는 장면이었습니다. 정상적인 토끼의 동맥은 깨끗한 데 비해 스트레스를 많이 받은 토끼의 동맥은 지방이 혈관 벽에 덕지덕지 붙어 있었습니다.

스트레스는 지방간을 만들고 동맥경화를 일으킵니다. 지속적인 스트레스를 받으면 우리 몸은 스트레스 상황에서 벗어나기 위해 절약 유전자를 깨웁니다. 스트레스 상황을 기근과 같은 상황으로 인식하는 것입니다. 위기 상황을 버텨내기 위해서 우리 몸은 에너지를 소비하는 것보다 비축하는 쪽으로 작용합니다. 절약 유전자는 몸의 구석구석에 지방을 쌓기 시작합니다. 대사량을 떨어뜨려 살을 찌우는 기전이 작동하는 것입니다.

또한 스트레스를 받으면 절약 유전자가 깨어나는 것 외에도 스트레스 호르몬이 분비됩니다. 스트레스를 극복하기 위해 호르몬을 분비하는 유전자 스위치가 동시에 켜지는 것입니다. 스트레스 호르몬 분비가 만성적으로 지속되면 장기에는 많은 문제가 생깁니다. 스트레스 상황은 어두운 밤 골목길에서 치한을 만나는 것과 같은 상황입니다. 도망가거나 싸울 준비를 하는 것과 같습니다. 혈압이 오르고, 맥박이 증가하고, 침이 마르고, 손발이 떨리고, 근육은 긴장하고, 식은땀이 나고, 동공이 커집니다. 이런 증상이 오래 지속된다고 생각해보십시오. 만성적인 스트레스는 결국 온갖 병의 원인이 될 수밖에 없는 것입니다.

질병과 스트레스의 연관 관계에 대해서는 이미 너무나 많은 정보가 있으므로 많이 언급하지 않고, 스트레스를 극복할 수 있는 방법에 초점을 맞추도록 하겠습니다.

스트레스를 극복하는 방법으로 운동을 권하기도 하고, 스트레스 받지 말고 즐기라는 조언들을 하지만 생각보다 잘 되지 않습니다. 누구든 즐기고 싶어 하지만 자신의 의지로 간단히 해결되는 것은 아닙니다. 어려운 난관에 부딪친 당사자는 자신의 마음마저도 마음대로 할 수 있는 것이 아니기 때문입니다.

인류가 과거의 혹독한 환경에서 살 때에는 스트레스가 분명 우리 생존 전략에 이득이 되었을 것입니다. 이득이 없었다면 스트레스 반응은 생길 수 없습니다. 불필요한 곳에 에너지를 소모하는 비효율적인 적응은 자연에서는 결코 일어나지 않습니다. 그렇다면 도대체 어떤 이득이 있어서 스트레스라는 반응 전략이 생기게 된 걸까요? 여기서는 단순히 스트레스를 극복하는 몇 가지 방법을 제시하려는 것이 아닙니다. 스트레스에 대한 이해의 폭을 넓혀 상황에 맞는 해결 방법을 스스로 찾을 수 있도록 하고자 합니다. 사람마다 사정이 다른데도 불구하고 동일한 스트레스 해결법을 제시하는 것은 의미가 없을 것이라고 생각합니다.

적응이라는 것이 얼마나 대단한지 잘 보여주는 이야기를 소개합니다. 침팬지는 덩치가 작고 고릴라는 덩치가 큽니다. 이 둘은 비슷한 점도 많지만 다른 점도 아주 많습니다. 침팬지와 고릴라의 성기를 비교해보면 아주 재미있는 사실을 알 수 있습니다. 침팬지의 암컷은 한 마리의 수컷하고만 교미하지 않고 틈만 나면 여러 수컷과 교미하며 강한 수컷의 정자를 얻으려고 합니다. 이런 방법은 암컷 침팬지의 전략입니다. 한편, 암컷의 이런 전략에 대한 수컷 침팬지의 전략도 결정이 됩니다. 암컷의 교잡 행위는 수컷 침팬지 입장에서는 자신의 정자가 선택되는 기회를 줄이는 행위입니다. 그래서 수컷은 자신의 정자가 선택될 수 있도록 고환이 커지는 쪽으로 적응합니다. 많은 정자를 만들어 선택의 기회를 높이려는 의도입니다. 그래서 침팬지의 성기는 몸에 비해서 큽니다.

반면에 고릴라는 덩치가 큰 동물입니다. 고릴라는 아주 난폭한 성격을 가지고 있습니다. 수컷은 암컷에게 독재를 합니다. 암컷이 다른 수컷을 가까이하면 과격해집니다. 심한 경우에는 살해까지 저지릅니다. 암컷은 자신의 짝 외에는 교미할 엄두를 내지 못합니다. 그러므로 수컷 고릴라는 다른 수컷과 경쟁할 필요가 없고, 덩치에 비해 고환이 작습니다.

이 사례는 살아남기 위해 적응하면서 각 신체적 기능들이 주변의 환경에 따라 어떻게 변화되는가를 보여주는 단적인 예입니다. 결국 스트레스 반응은 병적인 것이 아니라, 나름 정상적인 적응 반응인 것입니다.

인류 남자의 성기와 고환의 크기가 몸에 비해서 큰 편일까, 작은 편일까 연구한 분들이 있습니다. 인류의 성기는 몸에 비해 큰 편이라고 합니다. 이유는 여러분들이 한번 생각해보시기 바랍니다.

먹이와 돈이 있는 곳에는
언제나 위험이 도사리고 있습니다.
이것은 수만 년 전부터 내려온
자연의 법칙입니다.

지금도 계속,
그렇게 움직이고 있습니다.

04

집단 속에서
살아남기

군집 생활이 유리한 이유

'유인원은 고릴라보다 생존이 힘든 종이다.' 역사학자 유발 하라리
는 《사피엔스》라는 책에서 이런 이야기를 했습니다. 침팬지와 인간
의 생존력 비교에서, 침팬지 한 마리와 사람 한 명을 하나의 우리에
넣으면 당연히 사람이 침팬지와의 싸움에서 질 것입니다. 그리고 무
인도에 침팬지 한 마리와 사람 한 명을 떨어뜨려 놓으면 침팬지가
훨씬 더 잘 생존할 것입니다. 그런데 만약 무인도에 침팬지 1000마
리, 사람 1000명을 떨어뜨리면 아마도 사람이 금세 지배자가 될 것
입니다.

하라리는 인간이 협업을 통해 생존을 극대화한다고 주장하는데,

공감할 수 있는 이야기입니다. 열등한 종이 혹독한 자연환경 속에서 살아남는 방법은 군집입니다. 사나운 맹수들은 군집 생활을 하지 않습니다. 기껏해야 가족 단위의 집단이 전부입니다. 하지만 포식자가 아니면 대부분 군집 생활을 합니다. 대표적인 것이 꿀벌과 개미입니다. 초식동물들도 대부분 떼로 다닙니다. 이것이 훨씬 더 생존에 유리하기 때문입니다. 만약 사슴이 혼자 다닌다면 엄청난 위험을 각오해야 할 것입니다.

인간도 혹독한 자연환경 속에서는 나약한 존재입니다. 사용할 무기가 별로 없습니다. 날카로운 이빨도 없고, 날카로운 발톱도 튼튼한 다리도 없습니다. 무기가 없는 상황에서 인간이 생존하기 위해서는 군집 생활이 절대적으로 필요했습니다. 그런데 군집 생활에는 많은 제약이 따릅니다. 질서가 유지되어야 존속이 가능합니다. 각자 따로 놀면 군집이 이루어질 수 없는 것이죠. 개미와 꿀벌의 집단생활도 경이로울 정도로 규율을 따르는 질서를 가지고 있습니다. 마치 인간의 사회생활을 보는 것 같습니다.

물론 인간이 지구의 지배자가 되는 데에는 집단생활 이외에도 여러 이유가 있었습니다. 점차 커진 머리가 뇌를 발달시켰고, 변형된 눈의 모양이 입체적으로 사물을 볼 수 있게 하였으며, 뇌 발달에 따라 손의 사용이 용이해졌습니다. 그리고 그다음 중요한 것이 입 모양의 변화입니다. 대부분의 동물은 입이 앞으로 돌출되어 있는데, 이것이 야생에서 훨씬 유리합니다. 입을 더 크게 벌릴 수 있어 상대를 물 수 있으며, 먹이를 뜯을 때도 입을 크게 벌려 많이 뜯을 수 있는 장점이 있습니다. 사람의 입은 돌출되었던 것이 점차 안으로 밀려 들어가고 지금의 형태가 되면서 그 크기도 작아졌습니다. 이것은 싸움을 할 때도 불리하고, 음식을 먹을 때도 한꺼번에 많이 먹을 수 없어 불리합니다. 그러나 많은 손해를 감수하고도 이렇게 변화한 데에는 이유가 있습니다. 돌출된 입이 뒤로 들어가면서 목과 입 뒤 안쪽의 구조가 큰 동굴처럼 넓어져서 소리를 내는 데 굉장히 유리한 조건을 갖게 되었습니다. 입의 구조적인 변화가 인간이 의사소통을 가능하게 하여 군집 생활을 잘 할 수 있도록 한 것입니다.

인간의 의사소통 범위는 갈수록 넓어지고, 인간은 의사소통 능력으로 거대한 집단을 구성할 수 있었으며, 아주 강력한 집단이 될 수 있었습니다.

군집 생활에서는 질서가 아주 중요하며, 타인을 이롭게 하는 것이 필요합니다. 리처드 도킨스는 그의 책《이기적인 유전자》에서 이타심이라는 것도 결국 본인의 유전자를 전파하기 위한 이기적인 생각이 만든 것이라고 주장했습니다. 타인을 위한 행위는 결국 자신에게도 도움이 된다는 전제가 있습니다.

침팬지는 열매를 발견하면 혼자 배부르게 먹지 않습니다. 엄청나게 큰 소리를 내서 무리들을 불러모으고 먹이를 나누어 먹습니다. 혼자 맛있는 음식을 독식할 수 있는 기회인데 일부러 소리를 질러 나누어 먹는 것은 침팬지가 희생정신이 뛰어나고 분배의 정의를 알아서가 아닙니다. 침팬지는 먹이가 있는 곳에는 언제나 적이 우글거린다는 것을 알고 있는 것입니다. 혼자 먹이를 독차지하여 생존할 확률보다 먹이를 나누어 집단을 형성하는 것이 훨씬 유리합니다.

사람도 똑같습니다. 먹이와 돈이 있는 곳에는 언제나 위험이 도사리고 있습니다. 그런데 인간은 어느 순간부터 이것을 잊어버린 채 독식하려고 합니다. 혼자 먹는 것은 위험합니다. 이것은 수만 년 전부터 내려온 자연의 법칙입니다. 자연 생태계가 지금도 계속 그렇게 움직이고 있습니다.

05

누구나
자신을 위해서 산다

이기심과 생존

집단생활에서는 배반자 때문에 집단 전체가 붕괴될 수 있으므로 집단에 해가 되는 일을 엄격히 금지합니다. 금기는 어느 집단에나 있습니다. 그래야만 집단이 유지될 수 있고 집단 전체가 생존할 수 있기 때문입니다. 벌레들도 집단의 이득에 방해가 되는 것을 금기하고 심지어 물어 죽이기까지 합니다. 사람도 똑같습니다. 사람들의 집단생활도 금기에 대해 단호히 응징합니다. 그리고 단순히 금기를 지키는 것을 넘어 집단에 도움이 되는 좋은 사람이 되고자 합니다. 타인에게 도움을 주면 자신이 어려움에 처했을 때 다른 사람도 자신을 도울 것이라는 믿음 때문입니다. 이 믿음이 깨지기 시작하면 집단이 흔들리기 시작합니다. 그래서 사람들은 집단으로부터 따돌림을 당하는 것을 아주 큰 사건으로 생각합니다. 집단에서 배척당한다는 것은 곧 죽음을 의미합니다. 자연에서 홀로 남는다는 것은 곧 생존이 불가능하다는 것을 의미합니다. 왕따를 당하지 않기 위하여 괜찮은 사람, 멋진 사람이라고 평가를 받아야 안전함을 느낍니다. 이런 행동은 '좋은사람 증후군'을 만듭니다. 좋은 사람이 되고 싶은 것은 우리 유전자에 녹아 있는 적응 기전입니다.

사회적 규칙이 얼마나 중요한지 살면서 많이 깨닫게 됩니다. 그런데 이것은 무언의 엄청난 압박으로 작용합니다. 2005년에 개봉된 영화 〈펭귄, 위대한 모험〉은 펭귄이 남극의 추운 겨울을 나는 내용입니다. 엄청나게 추운 남극의 겨울은 펭귄들에게도 생존하기에 만만치 않은 환경입니다. 혹독한 추위 속에서 견디기 위해서는 무리를 지어 서로 붙어 지내야 합니다. 이것을 '허들'이라고 부릅니다.

펭귄들은 본디 굉장히 난폭하고 사나운 성질을 가지고 있습니다. 다른 새끼를 물어서 죽이기도 하고 상대방에게 공격성을 수시로 드러내는데, 이상하게도 겨울이 되면 서로 몸을 붙여 큰 집단을 만듭니다. 물론 체온을 따뜻하게 유지하기 위해서겠지요. 이렇게 서로 몸을 붙이고 있어도, 제일 중앙에 있는 펭귄 외에 가장자리에 있는 펭귄은 여전히 춥습니다. 그런데 자세히 관찰해보면 펭귄들이 자리를 주기적으로 바꾸는 것을 알 수 있습니다. 바깥에 있는 펭귄들이 안쪽으로 들어가고 안에 있는 펭귄들이 바깥으로 밀려나고, 이렇게 서로 교대하면서 체온을 유지한다는 것이 이 영화의 핵심입니다.

이 영화를 본 많은 사람들은 펭귄의 협동심과 배려를 사람도 본받아야 한다고 주장했습니다. 과연 펭귄들이 서로 협동하고 있는 것일까요? 정말 펭귄은 자신의 몸이 따뜻해지고 난 후 바깥에서 떨고 있는 다른 펭귄들에게 양보하기 위해 자리를 교대하고 있는 것일까요?

그런데 사실은 양보가 이루어지는 것이 아니라 바깥에 있는 추운 펭귄이 살기 위해 계속 몸을 안으로 밀고 들어가는 겁니다. 밀고 들어가면 결국에는 중앙에 있던 펭귄이 밀려 밖으로 나오게 됩니다. 안쪽에 있는 펭귄은 양보하는 것이 아니라, 단지 가만히 있었던 것뿐입니다. 따뜻한 안쪽에서 굳이 움직일 필요가 없으니까요. 이렇게 계속해서 펭귄은 자리바꿈을 몇 개월간 지속합니다. 그리고 이 기나긴 자리 경쟁을 하고 나면 체중이 절반 이하로 줄어듭니다. 그만큼 치열했다는 뜻입니다. 자신이 생존하기 위한 이기적인 행동이 결국은 펭귄들을 전부 살리는 결과를 낳은 것입니다.

사람도 다르지 않습니다. 자신의 생존에 유리하기 때문에 협동하고 양보합니다. 본인 생존에 불리하다면 결코 협동하지 않습니다. 사람 사이에는 세상의 질서에 따르고 다른 사람을 돌보는 것이 결국 자신에게 이득이 된다는 믿음이 존재합니다. 그리고 이런 이기적인 유전자는 모두에게 있습니다. 이기적인 유전자가 있기 때문에 살아남았다고 해도 과언이 아닙니다. 그렇다면 사회의 질서와 규칙 그리고 사회적 합의에 대해 너무 큰 스트레스를 받을 필요가 있을까요? 사회적 합의의 근본적인 출발은 이기적인 생각에서였다는 것을 알 필요가 있습니다. 자신의 이기적인 생각과 행동의 바탕에 양심을 대비하며 괴로워할 필요가 없습니다.

06

지금 우리에게 필요한 건
오직 배짱

현대사회 최강의 생존법

이기적인 유전자를 아름다운 합의로 극복해야 한다는 것이 사회가 돌아가는 법칙입니다. 하지만 합의 뒤에 필연적으로 따라올 수밖에 없는 것은 자신의 이기적인 생각과 사회적인 합의 사이에서 일어나는 갈등입니다. 이 갈등이 가장 큰 스트레스의 원인입니다. 집단의 입장에서는 집단의 생존이 더 중요합니다. 개인의 생존을 희생하더라도 집단의 안전을 선택해야 합니다. 집단도 이기적인 생각을 하고 있는 것이지요. 집단은 집단을 위한 희생을 미화하고 찬양합니다. 이런 희생이 계속될수록 집단이 생존하기에 더 유리하기 때문입니다.

그러나 사회적 합의에 대해 일방적인 충성을 한다면 결국 자신의 생존에 손해가 될 수밖에 없습니다. 집단에서는 숭고한 희생으로 추앙받을 수 있을지 모르지만 자신의 생존에는 고통스럽고 치명적일 수밖에 없는 것입니다.

과거에는 집단생활이 중요했습니다. 그래서 사람들의 자그마한 질책, 사람들의 시선, 수군거림, 이 일을 했을 때 욕먹지 않을까 걱정하며 엄청난 스트레스가 쌓일 수밖에 없었습니다. 자신의 판단보다 집단 구성원들의 인정이 중요했습니다. 집단에서 배제되는 것은 생존을 위태롭게 한다는 유전자적 각인이 우리를 스트레스에서 벗어나지 못하게 했습니다.

그러나 현대는 집단생활이 절대적으로 필요한 세상이 아닙니다. 시간이 갈수록 집단생활이 자신의 생존에 미치는 영향력이 줄어들고 있고, 때때로 손해가 되기까지 합니다. 그러나 유전자적 각인으로 인해 우리는 여전히 집단이 절대적이고, 집단에서 미움을 받는 것은 생존이 위협받는 일이라고 믿고 있습니다.

지금의 세상은 금기만 지키면 생존할 수 있습니다. 다른 부분에서는 자신의 삶을 찾을 필요가 있습니다. '내 욕 좀 하면 뭐 어때' '나를 좀 이상하게 보면 뭐 어때' 하는 배짱을 가질 필요가 있는 겁니다. 현대사회는 타인을 의식하지 않아도 충분히 생존할 수 있습니다. 좋은 사람이 되어야 한다는 강박을 버리고 사회적 압력에서 벗어나면 일순간에 스트레스가 사라집니다.

지금까지 생존해온 방식에서 벗어나 복잡한 21세기 생존 전략을 가져야 합니다. 타인의 질책을 두려워할 필요가 없습니다. 욕 먹을 각오를 하면 세상은 두려울 게 없습니다. 욕 먹는 것이 두렵기 때문에 세상에서 아무것도 할 수 없는 겁니다. 나를 욕하지 않을까, 나를 비난하지 않을까, 왕따시키지 않을까 두려워하지 말고 당당히 욕 먹을 각오를 하십시오. 이것이 우리의 유전자 속에 각인되어 있는 좋은 사람 증후군에서 벗어나 새로운 환경에 적응하는 방법입니다.

고민 많은 성격이라고 해서
너무 상심할 필요는 없습니다.
이런 조심스러운 성격이
지금까지 사는 데
가장 큰 무기였을 수도 있습니다.

다만, 새롭게 바뀐 세상 속에서
이제는 어떻게 적응할 것인지
새롭게 고민해볼 필요는 있습니다.

07

겁 많고 걱정 많은 유전자가
생존에 더 유리했다

불안 유전자 스위치 끄기

인류의 생존에 걱정이나 불안이 어떤 영향을 끼쳤을까요? 만약 이
것이 쓸모없는 일이었고 생존에 방해가 되었다면 인간은 걱정하거
나 불안해하지 않았을 겁니다. 불안, 의심, 부정적인 생각, 걱정 등이
어떤 식으로든 생존에 도움이 되었다는 것을 추측할 수 있습니다.
그렇기 때문에 지금까지 그 유전자를 가지고 있는 것입니다.

　제가 강연에서 자주 하는 토끼 이야기를 해보려고 합니다. 아주
옛날에 사나운 토끼가 있었다고 합니다. 그러나 사납고 용감한 토끼
는 지구상에서 멸종하고, 지금은 유순하고 바스락거리는 소리에도

도망가는 겁 많은 토끼들만 생존해 있습니다. 이것은 용감하고 겁 없는 토끼들은 다른 육식동물에게 잡아먹혔고, 반대로 겁이 많은 토끼들은 오히려 포식자들을 피해 살아남았다는 것을 뜻합니다. 겁 많은 토끼들은 여우나 늑대의 배설물 냄새만 맡고도 도망감으로써 결국은 포식자로부터 안전하게 생존할 수 있었습니다.

인간이 수렵 채집을 했을 때 생전 처음 보는 많은 열매들을 따먹어보고 싶다는 생각과 반대로 그것에 대한 두려움도 존재했습니다. '처음 보는 열매인데 저 열매를 먹어도 될까? 먹으면 죽을까?' 하는 의심과 걱정, 불안이 먹이를 함부로 먹지 않게 하는 중요한 작용을 했습니다.

이번에는 다람쥐 이야기입니다. 용감한 다람쥐와 겁 많은 다람쥐가 있었습니다. 겁 많은 다람쥐는 다른 다람쥐 앞에 나서서 도토리를 주워 먹지 못하고 숨어 살았습니다. 그래서 늘 배가 고팠습니다. 그러던 어느 날 겁 많은 다람쥐는 바위 뒤에 숨어서 용감한 다람쥐들이 도토리를 먹는 모습만 바라보며 이들이 가기만을 기다렸습니다. 그리고 이들이 가자, 남아 있는 도토리를 주워서 땅에 묻고는 도망을 갔습니다. 몇 주가 지난 후 용감한 다람쥐들이 없는 밤이 되자 겁 많은 다람쥐는 땅을 파서 도토리를 꺼내 먹었습니다.

결과적으로, 용감한 다람쥐들은 지구에서 모두 멸종하고 겁이 많은 다람쥐들은 다 살아남습니다. 이유는 도토리에 들어 있는 탄닌이라는 맹독성의 떫은 성분 때문이었습니다. 용감한 다람쥐는 도토리 속의 탄닌 때문에 서서히 지구상에서 사라집니다. 반면에 땅속에서 발효되어 탄닌이 없어진 도토리를 먹고 산 겁쟁이 다람쥐는 살아남았습니다.

이 이야기들은 겁 많은 유전자가 생존에 훨씬 더 유리했다는 것을 말해줍니다. 겁 많고 걱정이 많은 성격은 일종의 무기였습니다. 고민이 많은 성격이라고 해서 너무 상심할 필요가 없습니다. 이런 조심스러운 성격은 당신이 지금까지 세상을 사는 데 가장 큰 무기가 되었을 수 있습니다.

하지만 새롭게 바뀐 세상 속에서 이제는 어떻게 적응할 것인지 새롭게 고민해볼 필요는 있습니다. 현대사회에서는 이런 겁 많은 유전자가 생존을 보장해주지 못합니다. 이제는 이 스위치를 끄고 배짱의 스위치를 켜야 합니다.

불안 유전자 스위치를 꺼야 하는 이유

과거에 먹이사냥을 할 때는 자신이 할 수 있는 모든 역량을 동원해야 했습니다. 모든 역량을 동원하는 가장 좋은 방법은 불안 유전자를 먼저 켜는 것입니다. 사냥에 실패할지도 모른다는 불안감은 가능한 한 많은 유전자를 연달아 켜는 결과를 낳습니다. 불안 유전자가 켜지면 전쟁에 필요한 유전자 스위치가 동시에 켜져 다양한 호르몬들이 분비됩니다. 이 다양한 호르몬들은 인체의 기능을 최대로 끌어올립니다. 예를 들면 혈압을 올리는 스위치, 당을 올리는 스위치, 근육을 긴장시키는 스위치, 대뇌를 각성하는 스위치 등 여러 스위치들이 켜지는 것입니다.

하지만 이런 상태가 지속적으로 반복된다면 신체는 그에 따른 희생도 치러야 합니다. 과도하게 작동되는 신체는 결국 망가지게 됩니다. 세월이 지났는데도 우리의 불안 유전자 스위치는 여전히 켜져 있습니다. 먹고 사는 걱정, 미래에 대한 막연한 걱정 등 끊임없이 걱정을 합니다. 이제는 이런 스위치를 끌 필요가 있습니다. 불안 유전자 스위치가 꺼지면 연이어 많은 전쟁 유전자 스위치도 꺼집니다.

08

유전자 스위치
켜고 끄는 법

메틸화와 히스톤

이번 장에서는 언제 유전자 스위치가 켜지고 꺼지는지, 또 유전자 스위치는 우리가 스스로 켜고 끄는 것이 가능하도록 설계되어 있는지 알아보도록 하겠습니다.

유전자 스위치는 몇 가지 방법으로 켜지고 꺼집니다. 첫 번째는 앞에서 살펴보았던 유전자의 메틸화입니다. 메틸화는 유전자에 메틸이라는 화학물질이 붙어서 그 유전자가 작동하지 않도록 유전자 스위치를 끄는 것을 말합니다. 유전자가 메틸화 되었느냐 안 되었느냐에 따라 유전자가 켜졌다 꺼졌다 합니다.

우리에게는 또 다른 유전자 스위치가 하나 더 존재합니다. 우리의 유전자는 두 개의 실로 이루어져 있는데, 이 실이 감겨 있는 실패를 히스톤이라고 부릅니다. 히스톤에 유전자가 감겨 있는 것이지요. 그런데 어떤 경우 이 실패가 찌그러집니다. 히스톤이 뒤틀리면 뒤틀린 부분의 유전자가 꺼집니다. 이런 방법으로 유전자가 켜지고 꺼지는 것입니다.

메틸화와 히스톤, 이 두 가지 스위치는 서로 조금 다른 기능을 가지고 있습니다. 메틸화는 상당히 오랫동안 유전자 스위치를 끕니다. 일단 유전자가 메틸화되면 그 유전자는 쉽게 다시 켜지지 않고, 상당히 오랫동안 그 상태를 유지합니다. 반면에 히스톤을 찌그려뜨려 유전자 스위치를 조절하는 경우는 일시적입니다. 이런 방법은 유전자의 상태가 오래 지속되지 않고 다시 돌아올 수 있습니다. 음식, 약물, 독성을 섭취했을 때는 메틸화보다는 히스톤이 비틀어지면서 유전자 스위치가 켜지고 꺼집니다. 히스톤 변형은 메틸화보다 훨씬 탄력적이고 외부 환경에 쉽게 영향을 받습니다. 우리의 유전자에는 이런 히스톤 스위치가 매우 많습니다.

고기 줄이기

인슐린, 에스트로겐, 남성 성호르몬, 코카인 같은 것들이 히스톤 스위치에 영향을 줍니다. 우리의 내장 벽에는 여러 가지 세포가 있고, 그 세포마다 유전자를 가지고 있습니다. 우리가 먹는 음식에 따라 그 음식을 선호하는 세균들이 음식을 분해하는데, 고기를 많이 먹으면 고기에 함유된 지방을 선호하는 세균들이 지방을 분해해 지방산을 만듭니다. 지방산의 영향으로 내장 벽을 구성하는 세포들 유전자가 꺼지기도 켜지기도 합니다. 고기 섭취에 따라 유전자 스위치가 켜졌다 꺼졌다를 반복하는 것입니다.

히스톤 스위치를 탄력적이고 가변적인 스위치라고 설명했지만, 지방질 음식을 계속 섭취한다면 상황은 달라집니다. 내장 속에 지방산이 계속 있는 상황이 되면, 지방산에 반응하는 히스톤 변형이 계속됩니다. 히스톤 스위치가 한 상태로 오래 지속되면 유전자는 결국 메틸화되기 시작합니다. 한 상태를 유지하려면 영구적인 스위치가 더 효율적이기 때문이지요. 이렇게 메틸화가 되면서 유전자 스위치는 굉장히 안정적으로 유지됩니다. 탄력적인 스위치에서 비탄력적인 스위치로 바뀌는 것입니다.

아주 흥미로운 예가 있습니다. 외부의 영향으로 유전자 스위치가 얼마나 조절되는지 알아보는 실험입니다. 일란성 쌍둥이 자매의 어린 시절 유전자를 검사하여 그 당시 유전자 메틸화, 히스톤 변형이 어느 정도인지를 조사했습니다. 어린 시절에는 큰 차이가 없었고,

일생을 두고 추적 조사를 하다가 두 사람이 50세가 되었을 때 유전자 검사를 시행했습니다. 결과적으로 이 자매는 50년이 지난 후에도 역시 동일한 유전자를 가지고 있었습니다. 하지만 유전자 메틸화와 히스톤 변형이 엄청난 차이를 보였습니다.

특히 메틸화 스위치가 큰 차이를 보였는데, 이것은 어떤 환경에 지속적으로 노출되었다는 증거입니다. 어떤 환경에 지속적으로 노출되면 안정한 스위치가 영향을 받고 이런 변화는 예측할 수 없는 결과를 낳을 수 있습니다. 마치 고기를 지속적으로 먹은 것과 같은 현상입니다. 대장 세포의 메틸화 스위치는 지속적인 지방 처리에는 유리했을지 모르지만 결과적으로 암의 위험성을 높입니다.

임신 후 첫 3개월의 영양이 유전자 스위치를 좌우한다

네덜란드 대기근 시절에 임신한 여성들에 대한 연구가 재미있는 사실을 보여줍니다. 임신 초기 3개월 동안 영양실조를 경험하고 다음 달부터 정상적으로 음식을 먹은 산모는 정상 체중의 아기를 낳았습니다. 첫 3개월 동안은 영양이 부족한 상태여서 잘 자라지 못했지만 이후에는 충분히 잘 먹었기 때문에 아기는 정상적인 체중을 유지할 수 있었던 것입니다. 하지만 이 아기는 자라면서 비만이 되었습니다. 이유는 첫 3개월 동안의 영양 결핍이 절약 유전자 스위치를 켰기 때문입니다. 이 스위치는 일시적으로 켜지는 게 아니라, 이후에 충분한 영양이 공급되어도 여전히 켜져 있습니다.

반대의 사례가 있습니다. 임신한 마지막 3개월 동안 영양 결핍이 있었던 경우입니다. 임신해서 정상적인 영양을 공급해 잘 자라다가, 태어나기 직전의 3개월 동안 영양 결핍이 있었습니다. 이렇게 출산한 아기는 평균보다 작은 아기로 태어났습니다. 하지만 자라면서는 점차 체중이 정상으로 회복되었습니다. 이 경우는 첫 3개월 동안 정상적인 영양 때문에 절약 유전자 스위치가 켜지지 않은 것입니다.

이 연구는 태아의 유전자 스위치가 임신 후 첫 3개월 동안의 환경에 결정적인 영향을 받는다는 것을 보여줍니다.

한 끼 식사로 유전자 스위치 조절하기

많은 연구들에 따르면, 사랑하는 사람들과 즐거운 식사를 할 때 건강에 유익한 호르몬이 많이 분비된다고 합니다. 즐거운 식사는 세로토닌 분비를 촉진해 우리를 행복하게 만들고 면역계도 보강합니다. 한 끼 식사만으로도 건강을 증진시킬 수 있는 것이지요.

먹을 것이 없던 시절에 먹이를 나누는 행위는 불가능에 가까웠습니다. 먹이를 먹는 행위는 평화로운 행위가 아니라, 생존을 위한 필사적인 행위였습니다. 개도 먹을 때는 건드리지 않는다는 속담이 있을 정도니까요.

먹이를 먹는 동안 동물들은 전쟁 상태에 돌입합니다. 먹이를 다른 동료에게 뺏기지는 않을까, 먹는 도중에 적이 공격하지 않을까 긴장할 수밖에 없는 것입니다. 이때 전쟁에 대비하는 모든 유전자가 켜집니다. 전쟁 유전자는 전쟁을 승리로 이끄는 데는 도움이 되지만, 다른 상황에서는 도움이 되지 못합니다. 오히려 전쟁 유전자 스위치가 장시간 켜져 있으면 심각한 질병을 유발합니다.

그런데 사람은 동물들과 다르게 적응해왔습니다. 사람들은 음식을 나눠 먹습니다. 이런 행위는 자신의 생명을 나눈다는 의미를 갖고 있습니다. 밥 한 번 같이 먹자는 말을 우리는 쉽게 하지만, 어색한 사람이나 마음이 내키지 않는 사람과는 밥 한 그릇 먹기가 어렵습니다. 행복한 일이 아니고 괴로운 일이 되는 것입니다.

밥이 주는 의미가 사람에게는 매우 큽니다. 사람은 음식을 나누면서 무장해제를 합니다. 다른 동물들이 전쟁에 돌입하는 것과는 다르게 오히려 음식을 나눔으로써 전쟁의 의사가 없다고 알리는 것이지요. 음식을 나누는 행위는 전쟁을 그만두는 행위로, 우리가 갖고 있던 스트레스를 저절로 사라지게 합니다. 결론적으로 전쟁 유전자 스위치를 끄는 것입니다. 그래서 가족과 하루에 한 끼라도 같이 밥을 먹는 것은 아주 중요한 일입니다. 함께 식사하는 행위는 신체를 평화로운 상태로 머물게 합니다.

스킨십으로 유전자 스위치를 켜라

스트레스를 줄이는 데 도움이 되는 또 다른 행위는 스킨십입니다. 스킨십은 도파민, 엔도르핀, 세로토닌을 분비시킵니다. 이런 호르몬들이 직접적으로 건강을 증진시키기도 하지만, 스킨십은 이보다 더 큰 의미를 가지고 있습니다. 동물들은 서로 털을 골라주는 행위, 즉 그루밍을 합니다. 심지어 맹수들도 서로의 털을 골라주고 몸을 부대끼며 장난을 치는데, 결코 건강을 생각해서 하는 행위는 아닐 것입니다. 이런 행위는 무장해제를 의미합니다. 지금은 전쟁을 하지 않고 있다는 뜻이지요.

질병은 전쟁 중에 발생합니다. 스트레스의 주범은 자신도 모르게 날을 세우고 있는 전쟁 상태입니다. 그런데 스킨십을 하면 자신도 모르게 무장해제가 되고, 당연히 그 상태에서는 스트레스가 올 수 없습니다. 이때 우리의 몸에 평화로운 유전자 스위치가 켜지게 됩니다.

어린 시절의 기분 좋은 경험은,

부모에게 잘 양육받은 것과 마찬가지로
성인이 되어서도
세로토닌을 많이 분비하게 하고

어떤 어려운 상황도
긍정적으로 받아들이게 만듭니다.

09

어린 시절의 좋은 경험이
스트레스에 강한 어른을 만든다

코르티솔 호르몬과 세로토닌

유전자 스위치에 영향을 미치는 가장 중요한 요소는 심리 상태입니다. 이것은 자신의 생각만으로도 유전자 스위치를 바꿀 수 있다는 것을 의미합니다.

어린 시절에 큰 트라우마를 겪은 경우 평생 여기서 벗어나지 못하는 경우가 많습니다. 성폭행을 당하거나 부모로부터 학대를 당한 어린아이들은 사회에 적응하지 못하고 평생을 고통 속에서 살아가게 됩니다. 이 장에서는 어린 시절의 이런 트라우마가 유전자 스위치에 어떤 영향을 미치는지 살펴보도록 하겠습니다.

가장 많이 알려진 스트레스 호르몬은 부신피질에서 분비되는 코르티솔이라는 호르몬입니다. 스트레스를 받으면 기억을 관장하는 해마에서 시상하부로 신호가 전달되고 시상하부에서 코르티솔이라는 호르몬과 아르기닌 바소프레신이라는 혈압을 올리는 호르몬을 분비하라고 명령을 내립니다. 어려운 상황을 극복하려고 코르티솔 호르몬을 분비시키고 혈압을 올리는 것입니다. 그러나 이런 호르몬들은 어려움 극복에는 도움이 되지만 다른 장기에는 악영향을 미칩니다. 어린 시절에 마음에 큰 상처를 입으면 코르티솔의 분비가 어른이 되어서도 정상보다 높게 나타납니다. 본인은 체력적으로 아주 건강하게 느끼더라도 검사를 하면 늘 스트레스 호르몬이 높게 나타나는 것을 알 수 있습니다.

보통의 경우, 혈액 속 호르몬의 농도가 높다고 인식되면 호르몬 생산을 끄라는 명령을 내립니다. 그래서 혈중 코르티솔 호르몬의 농도가 떨어지게 됩니다. 중요한 사실은, 정서적으로 안정되면 코르티솔 수용체를 만드는 유전자 스위치가 켜진다는 것입니다. 코르티솔 수용체는 코르티솔 호르몬을 알아차리는 일종의 센서입니다. 코르티솔 수용체가 많이 만들어지면, 금세 코르티솔 호르몬의 수치가 높다고 알아차려 호르몬 수치를 낮춥니다. 반대로 코르티솔 수용체가 적게 만들어지면, 코르티솔 호르몬을 인지하지 못해 계속해서 호르몬을 분비합니다. 작은 어려움에도 아주 예민하게 반응하여 계속해서 코르티솔을 분비하는 것이지요.

몬트리올 맥길대학교의 교수 마이클 민은 자살한 사람들의 뇌를 채취해 코르티솔 수용체를 만드는 유전자 스위치가 켜졌는지 꺼졌는지를 조사했습니다. 자살한 사람들 중 어린 시절에 학대를 받거나 방임하여 키워진 사람들과 정상적으로 자란 사람들의 뇌를 조사해 보니, 학대를 받은 사람들의 코르티솔 수용체를 만드는 유전자 정보가 꺼진 사실을 발견했습니다.

어린 시절 부모로부터 사랑을 받지 못하여 좌절을 많이 경험하고 학대를 당한 경우에는 뇌에 있는 여러 종류의 신경전달물질을 분비하는 유전자 스위치가 꺼집니다. 신경전달물질을 만드는 유전자 스위치가 꺼진 상태로 자라면 외부에서 적정한 스트레스가 올 때에도 거기에 대처할 수 있는 능력을 갖지 못하게 됩니다. 자신을 제어할 수 있는 신경전달물질, 감정을 극복할 수 있는 신경전달물질을 만드는 스위치가 켜져 감정 기복을 극복하고 충동을 조절해야 하는데, 이런 스위치가 꺼져 있으면 스트레스를 받아도 충동을 조절하지 못합니다.

세로토닌이라는 호르몬도 있습니다. 세로토닌이 없으면 우울증에 걸립니다. 그래서 이 호르몬을 기분 좋게 하는 호르몬이라고 합니다. 세로토닌은 코르티솔 수용체 유전자의 스위치를 켜 코르티솔이 적게 분비되게 합니다. 그러면 어떤 사건을 겪어도 이를 어렵게 느끼지 않습니다.

어린 시절에 학대를 받은 경우는 세로토닌 분비가 잘 안 되어 코르티솔 수용체를 만드는 유전자 스위치가 꺼집니다. 결국 스트레스 호르몬인 코르티솔이 계속 생산되어도 감지하지 못합니다.

스트레스 호르몬이 항상 높게 나타나면 모든 상황을 스트레스로 받아들이고 부정적인 생각이 지배합니다. 또한 몸에도 많은 문제를 일으킵니다. 결국 세로토닌을 많이 분비하게 하는 행위는 코르티솔 수용체 유전자의 스위치를 켜고, 반대로 세로토닌의 분비를 줄이는 행위는 코르티솔 수용체 유전자를 끄는 것입니다. 기분 나쁜 경험이나 학대 경험은 세로토닌의 분비를 줄이고 나아가 코르티솔 수용체의 유전자를 끄고, 다시 작은 상황도 기분 나쁘게 받아들이고, 이것이 다시 세로토닌의 감소로 이어지고…. 이런 악순환이 반복되는 것입니다.

기분 좋은 경험은 어린 시절에 잘 양육된 것과 마찬가지로 성인이 되어서도 세로토닌을 많이 분비하게 하고, 그 세로토닌이 코르티솔 수용체 유전자 스위치를 켜고, 어려운 상황도 긍정적으로 받아들이게 만들고, 다시 세로토닌의 분비를 증가시키는 선순환 구조를 갖도록 합니다. 잘되는 사람은 계속 잘되고, 안 되는 사람은 계속 안 된다는 속담과도 의미가 일치합니다. 참고로 세로토닌은 95% 정도가 장에서 만들어집니다. 수없이 강조합니다만, 장내세균의 다양화는 건강 구석구석에 영향을 끼치는 아주 중요한 과제입니다.

억지로라도 웃고
긍정적으로 생각하는 훈련을 한
사람들의 유전자를 분석하자,
유전자 15종의 활동에 변화가 생겼습니다.

긍정적 생각과 웃음 같은
일상적인 훈련만으로도
유전자 스위치를 조절할 수 있습니다.

10

좋은 생각만으로도
건강해진다

생각과 유전자 발현

우리는 예로부터 지금까지 끊임없이 생존을 위한 투쟁을 계속하고
있습니다. 살기 위해 늘 걱정을 해야 합니다. 하지만 이제는 세상이
바뀌었고, 더 이상 불안해할 필요가 없습니다. 앞서 실험에서도 설
명했듯이, 누군가 자신을 사랑으로 잘 돌봐주기만 해도 우리의 유전
자 스위치는 꺼지거나 켜질 수 있습니다.

유전자 스위치를 바꿀 수 있는 가장 간단하면서도 쉬운 방법은,
자신이 처한 상황이 생존을 걱정해야 하는 상황이 아니라는 긍정적
인 생각을 가지는 것입니다. 전쟁이 아니라는 생각은 많은 유전자
스위치를 평화의 상태로 만듭니다. 그저 생각을 바꾸는 단순한 일만

227

으로도 유전자는 변화합니다. 지금이 태평성대이고 먹고 사는 것을 걱정할 필요가 없는 상태라고 받아들이는 것입니다. 기분이 좋아서 웃는 것이 아니라 웃으면 기분이 좋아진다는 말이 유전자의 입장에서는 사실입니다. 긍정적인 생각을 하는 그 하나만으로도 우리의 건강 상태는 바뀔 수 있습니다.

긍정적 생각이 건강에 좋은 영향을 미치고 부정적 생각은 나쁜 영향을 미친다고 보통 이야기합니다. 일본의 저명한 의사 무라카미 가즈오는 자신의 저서 《성공하는 DNA, 실패하는 DNA》에서 유전자가 똑같아도 어떤 유전자가 켜지고 꺼지느냐에 따라 질병에 차이가 있다고 주장하면서, 억지로라도 웃고 긍정적으로 생각하는 훈련을 한 사람들의 유전자를 분석했습니다.

훈련하기 전 유전자의 상태와 훈련하고 난 다음의 유전자 상태를 조사해보니, 평소에 활발하지 않았던 유전자 10종이 활발해졌고, 반대로 5종의 유전자가 둔화되었다고 합니다. 긍정적 생각과 웃음 같은 아주 간단한 일상적인 훈련을 통해 유전자 스위치가 직접 조절된다는 것이 증명된 것입니다.

이 연구에서 유전자 스위치가 꺼져 있는 것들은 스트레스 상황에서 살아남기 위하여 작동하는 유전자들, 즉 혈압을 올리는 유전자, 혈당을 올리는 유전자, 코르티솔 분비 유전자 등이었고, 반대로 세포들을 재생시키는 유전자, 대사를 원활하게 하는 유전자 스위치들은 켜지더라는 겁니다.

　우리의 생각이 우리를 건강하게 만드는 것입니다.

풍족한 현대사회에서는
당장의 생존을 위해 많이 먹고
몸속에 음식을 비축하는 것이
오히려 훨씬 큰 문제를 일으킵니다.

미래를 과도하게 할인하는 생존 전략은
더 이상 유익한 생존 전략이 아닙니다.

11

내일 지구가 멸망할지라도
나는 오늘을 즐기겠다

생존의 조급함과 미래 할인

배우 제임스 딘은 영화 〈이유 없는 반항〉에서 짐 스타크라는 인물을 연기하면서, 반항아적인 이미지로 많은 인기를 얻었습니다. 그는 현실 삶에서도 기존 체제에 얽매이는 것을 거부하고 자유로움을 추구하며 기성세대에 대해 날카로운 비판을 하는 반항아적 기질로 많은 젊은이들의 우상이었습니다. 그러다가 결국 젊은 나이에 교통사고로 사망하고 맙니다.

젊은 사람들은 위험을 감수하기를 두려워하지 않습니다. 위험한지 알면서도 기꺼이 감당하고 도전합니다. 몸에 해롭다는 것을 알면서도 해로운 일을 하고, 건강에 유해한 음식인지 알면서도 먹습니다. 술이 몸에 나쁘다는 것을 알지만 술을 마시고, 담배가 몸에 나쁘다는 것을 알면서도 담배를 피우는 것이지요. 단순히 아직 철이 없어서, 혹은 젊은 객기로만 치부할 수 있는 문제는 아닌 것 같습니다.

많은 사람들이 건강한 삶을 영유하기를 원합니다. 하지만 실천하기는 쉽지 않습니다. 실천하는 사람이 막상 그렇게 많지 않습니다. 이런 사람을 단순히 의지가 약하다는 말 한마디로 결론 내릴 수는 없습니다. 그래서 이 장에서는 인간이 왜 위험을 회피하는 노력을 게을리하는지, 방법을 알면서도 실천하기 어려운 이유가 무엇인지, 진화적 관점에서 이해하고 그 해결책을 찾아보려고 합니다.

진화적으로 보면, 위험을 무릅쓰고 어떤 행동을 할 때는 분명 이득이 있는 것입니다. 생명체는 오직 소모하기 위해 이득이 생기지 않는 어떤 행동을 하지 않습니다. 분명히 생존에 유리한 이유가 있었기 때문에 이런 방법들에 적응해왔으며 이런 전략을 사용해온 것이지요.

테스토스테론이라는 남성호르몬은 남성이 사춘기를 지나 청년기에 접어들면서 최고조에 이릅니다. 이 호르몬의 중요한 역할은 위험을 감수하는 것입니다. 이 호르몬이 많을 때는 뭐든지 할 수 있을 것 같은 느낌이 듭니다. 세상에 안 되는 것이 없어 보일 정도입니다. 이 호르몬이 절정에 달하는 시기가 되면 젊은 남성들은 많은 무모한 짓을 합니다. 오토바이를 타고 폭주를 하고, 무분별하게 술을 마십니다. 실제 이런 행동은 죽음으로 이어지기도 하고 아무런 이익을 줄 것 같지 않지만, 일반적인 생각과 달리 진화적으로는 이득이 있는 겁니다.

무모할지라도 젊을 때 이런 자신감과 도전 정신이 없다면 아무것도 이룰 수 없습니다. 새로운 사업에 도전해보기도 하고, 위험을 감수하고 어떤 일에 도전하기도 하고, 앞만 보고 전진하기도 합니다. 결국 이런 용기가 많은 실패를 가져다주기도 하지만 성공도 가져다줍니다. 안전지대로만 간다면 결코 성공하지 못합니다. 남성호르몬의 수치가 높은 사람이 사회적 성공을 거두는 사례가 실제로 많습니다. 여자들은 자신감 없고 의욕도 없고 진취적이지도 못하며 벌벌 떠는 남자를 선호하지 않습니다. 실패할 때 하더라도 도전해보는 진취적인 남자들을 여성들은 본능적으로 좋아합니다. 남성의 이런 행동은 건강한 남성이라는 증거이기 때문입니다. 결국 남자들의 입장에서도 이런 행동을 하는 것이 건강한 여성을 쟁취할 가능성이 높습니다.

여성도 마찬가지입니다. 여성호르몬의 수치가 극에 달하는 20대 여성들은 나이 든 여성들과 근원적으로 다릅니다. 어른들의 눈으로 보면 20대 여성은 위태위태해 보이기까지 합니다. 늦은 시각에 클

럽에 가고 남자들과 어울려 다니는 것을 부모들은 탐탁지 않게 여깁니다. 여성들 역시 위험성을 모르지 않지만, 진화적으로 이득을 얻기 위해 이런 행동을 한다고 할 수 있습니다. 자신의 건강함을 과시함으로써 건강한 남성을 고를 수 있는 기회가 높아지는 것입니다.

우리는 위험을 감수하더라도 현재 이득을 얻을 수 있다면 미래를 희생해서 당겨쓰는 경향이 있습니다. 조금만 더 신중히 생각하면 미래에 더 큰 이득이 올 수도 있는 것을 알지만, 당장의 이득이 더 유리하기 때문입니다. 이렇듯 미래에 이득이 더 많을지라도 당장 미래의 이득을 당겨쓰는 것을 '미래 할인'이라고 합니다. 미래의 이득을 바라보다 지금 생존하지 못한다면 의미가 없어지는 것입니다. 그래서 우리는 이 위험한 세상에 적응하는 방법으로써 미래를 당겨쓰는 적응 방법을 선택해왔습니다.

미래 할인은 건강 문제에서도 나타납니다. 지금은 내 몸에 도움이 되지 않는 것을 알지만, 지금 하고 싶기에 그것을 선택합니다. 그렇자만 이런 행동들을 한 치 앞을 내다보지 못하는 형편없는 행동이라고 치부해버릴 수는 없습니다. 이런 행동을 단순히 의지박약으로 생각해서는 안 된다는 이야기입니다. 만약 어떤 문제를 실천하는 데 어려움을 겪는다면 미래 할인의 문제를 고민해봐야 합니다. 스스로 의지박약이라고 자책할 필요는 없습니다.

다이어트에도 미래 할인이 적용됩니다. 과거에는 먹이가 있을 때 충분히 먹고 충분히 비축하는 것이 훨씬 더 생존에 유리했습니다. 지금 내가 가진 모든 먹이를 소진하여 미래에 굶는 일이 생긴다고 하더라도, 지금 생존하기 위해서는 음식이 있을 때 먹어야 하는 것입니다. 그것이 생존에 유리하게 작용해왔습니다.

미래 할인은 아주 오래전부터 우리의 유전자에 각인되어 왔습니다. 하지만 지금은 세상이 많이 바뀌었습니다. 풍족한 현대사회에서는 지금의 생존을 위해 당장 많이 먹고 몸속에 음식을 비축하는 것이 오히려 훨씬 더 큰 문제를 유발합니다. 지금의 생존을 위하여 미래를 과도하게 할인하는 이런 생존 전략은 더 이상 유익한 생존 전략이라고 할 수 없습니다.

이제 우리는 미래를 당겨쓰는 문제 해결 방식을 줄여야 할 때가 되었습니다. 현대사회에는 당장 나에게 이익을 가져다주는 일은 사실 별로 없으며, 그보다는 미래에 더 큰 손실이 올 수 있음을 생각해야 합니다. 우리의 생존의 조급함이 미래 할인이라는 적응 전략을 만들어냈다는 것을 이해한다면 이 오래된 전략을 멈출 수 있을 것입니다.

현대인의 걱정은
생존을 위한 절박함보다는
대부분 욕심에서 비롯됩니다.

욕심은 걱정을 낳고,
걱정은 신체를 긴장 속에 몰아넣고,
긴장한 신체는 질병을 유발합니다.

이제는 욕심을 내려놓아야 합니다.

12

내일은 없다,
나는 그저 오늘을 살 뿐이다

현대인의 욕심과 현재 할인

"

미래 할인과 반대로, 현재를 희생하여 훗날의 안전한 생존을 추구하는 '현재 할인'도 있습니다. 현재 할인은 현재를 과도하게 희생하여 미래에 대비하는 것을 말합니다. 현재 할인의 특징은 과도한 미래에 대한 걱정입니다. 모든 생활의 기준점은 현재가 아니라 미래에 맞추어져 있습니다. 이 현재 할인은 또 다른 적응 방법 중 하나였습니다. 인류가 불안한 미래를 대비함으로써 생존율을 획기적으로 올릴 수 있었던 것입니다.

인류에게 추운 겨울은 생사를 가르는 중요한 계절이었을 것입니다. 계절의 변화를 알지 못한 인류는 겨울을 맞으면서 다시는 따뜻한 날이 오지 않을지도 모른다는 공포에 시달렸습니다. 이 차가운 겨울을 어떻게 보낼지 걱정이었습니다. 그렇게 오랜 시간을 보내자 어느 날 따뜻한 날이 찾아옵니다.

인류는 이제 계절의 변화를 인식하기 시작합니다. 막연히 두려웠던 겨울이 지나면 어김없이 따뜻한 봄이 찾아온다는 규칙을 발견하게 됩니다. 이런 규칙의 발견이 인류의 생존을 높이는 데 중요한 계기가 됩니다. 미리 대비할 수 있는 방법이 생겼기 때문입니다.

미래에 대해 미리 준비할 수 있다는 것은 다른 생명체에서는 찾아볼 수 없는 지적인 행위입니다. 하지만 이런 행위는 다른 부작용을 낳습니다. 그것은 바로 걱정입니다. 미래에 대한 예측으로 걱정 유전자 스위치가 켜진 것입니다. 걱정 유전자가 켜지자 수많은 걱정들이 꼬리에 꼬리를 물고 생기기 시작했습니다. 예측 가능한 미래뿐만 아니라 예측 불가능한 미래에 대한 막연한 걱정도 생겨났습니다.

현대사회의 많은 사람들이 걱정으로 하루하루를 살아갑니다. 장래, 취업, 결혼, 건강 등 걱정의 종류도 무궁무진합니다. 이런 사람들에게 현실이란 존재하지 않습니다. 인생의 목표는 미래에 있고, 현재 자신의 삶은 오직 미래를 위해 존재합니다. 불확실한 미래를 대비하기 위해 현재를 희생합니다.

인류가 생존하고 발전할 수 있도록 결정적 계기가 되어준 걱정이 이제는 인류의 발목을 잡고 있습니다. 신체에 끼치는 손실을 감수하더라도 생존에 꼭 필요했던 걱정이, 이제는 미래 대비 기능은 축소되고 신체에 손해만 끼치는 천덕꾸러기 존재로 전락하였습니다.

걱정은 모든 신체 장기를 긴장 상태로 만듭니다. 긴장이 지속되니 건강 시스템도 서서히 무너지기 시작합니다.

모든 현대인이 과도한 걱정 속에 산다고 해도 과언이 아닙니다. 현대인의 걱정은 생존을 위한 절박함보다는 대부분 욕심에서 비롯됩니다. 현재에 만족하지 못하는 욕심이 걱정을 낳고, 걱정은 신체를 긴장 속에 몰아넣고, 긴장한 신체는 과도한 방어 기전을 동원해 많은 질병을 유발합니다.

과도한 미래 할인도 과도한 현재 할인도 더 이상 생존에 도움이 되지 않습니다. 조급함과 욕심을 내려놓아야 할 때입니다.

진화의학의 관점에서 보면
절대적으로 유리한 건강법은
존재하지 않습니다.

많이 걷는 건강법은 관절에 무리를 주고,
다량의 생식은 간에 무리를 줍니다.

지금 나에게 가장 필요한 것이
무엇인지 파악하고
그 효과를 극대화시킬 수 있는
건강법을 찾아야 합니다.

13

절대적인
건강관리법은 없다

다면 이론

우리가 혹독한 자연 속에서 결국 생존에 성공할 수 있었다면, 또 다른 면에서는 손해를 볼 수밖에 없는 부분이 반드시 존재합니다. 물고기는 피부가 비늘로 바뀌면서 수영이나 물에 적응하기에 최적의 상태를 가지게 됩니다. 그렇지만 물 밖으로 나오는 순간 피부가 금세 건조해지고 햇볕에 상처를 입게 됩니다. 태아는 엄마 뱃속에서 더 많은 영양분을 차지하는 것이 생존에 훨씬 유리하기 때문에, 엄마 뱃속에 있으면서 엄마의 혈당을 올립니다. 그러나 아이는 자라면서 당뇨를 앓게 될 확률이 훨씬 높아집니다. 또한 태아는 가능한 한 많은 혈액이 자신에게 오게 하기 위해 엄마의 혈압을 높입니다. 하지만 나중에 나이가 들면서 성인병에 걸릴 확률이 높아지는 손해를 감수해야 합니다.

혹독한 환경 속에서 고통을 극복하고 살아남기 위해서는 많은 유전자들의 스위치가 켜지고 꺼지는 일이 일어납니다. 이런 과정에서 손해를 보는 경우도 상당히 있습니다. 혈압을 올리는 스위치가 켜져 사냥에 훨씬 유리했지만, 나이가 들어서 동맥경화나 고혈압으로 인한 질환의 위험성이 높아졌습니다. 이런 것들이 다면 이론의 좋은 예입니다. 한 가지가 좋으면 다른 한 가지는 손해가 될 수밖에 없는 것입니다.

진화의학의 관점에서 보면 어느 하나 절대적으로 유리한 건강법은 존재하지 않습니다. 많이 걷는 건강법은 관절이나 척추에 무리를 줄 수 있고, 다량의 생식은 간에 무리를 줄 수 있습니다. 일방적으로 좋은 음식, 좋은 운동법은 결코 존재하지 않습니다. 결국에는 자신에게 가장 손해가 적으면서 이득이 많은 방법을 선택하는 것이 가장 좋은 방법입니다.

예를 들어 사과를 껍질째 먹는 게 좋은지, 껍질을 깎아 먹는 게 좋은지에 대한 논쟁이 있습니다. 껍질째 먹어야 한다는 주장은, 껍질에 펙틴과 여러 유익한 성분이 있다고 강조합니다. 특히 펙틴은 사과에 함유된 당의 흡수를 지연시켜 혈당이 급격히 오르는 것을 막아준다고 주장합니다. 사과 자체가 자연 속에서 아주 균형있게 만들어진 것이므로 전체를 다 먹어야 한다는 것입니다. 물론 원시시대에는 그렇게 먹었습니다. 원시시대에는 곡식들도 통으로 섭취했습니다. 그런데 그렇게 거친 음식을 먹고 생존할 수 있도록 우리 유전자가 켜진 채 적응해왔을지 모르지만, 그것으로 인해 잃어버린 것들도 상당합니다.

반면에 껍질을 깎아서 먹으라고 주장하는 사람들은, 지금의 환경이 옛날과 달라 중금속, 농약 등이 껍질에 묻어 있을 수 있으니 반드시 제거해서 먹어야 한다고 합니다. 이 말에도 일리가 있습니다. 만약 이런 주장을 받아들여 껍질을 깎아서 먹기로 결정하였다면, 펙틴이 제거되어 혈당이 급격히 오르게 될 것입니다. 그러면 우리 몸은 이 당을 처리하기 위해 또 다른 유전자 스위치를 켜야 할 것입니다. 그리고 이 유전자 스위치는 당의 처리에만 영향을 주는 것이 아니라, 또 다른 연쇄 반응을 불러일으킬지도 모릅니다.

수많은 건강론에 대해 어느 것이 좋다 나쁘다 논쟁을 벌일 것이 아니라, 어느 것을 선택했을 때 그로 인해 생길 수 있는 결과를 신중히 고려해봐야 합니다. 지금 자신에게 가장 필요한 것이 무엇인지 파악하고, 그 효과를 극대화시킬 수 있는 건강법을 찾아보며, 또한 그로 인해서 발생할 수 있는 손해까지 함께 생각할 수 있어야 합니다.
이것이 바로 진화의학이 권하는 최선의 건강법입니다.

참고문헌

- Robert Boyd, Robert H. Schonmann, Rnato Vicete, "Hunter-Gatherer population structure and the evolution of contingent cooperation"

- Aaron Sell, Leda Cosmides, Jonh Tooby, "The human anger face evolved to enhance cues of strength"

- Joshua M. Tybur, Michael Lakasuo, Joke Ruff, Fabian klauke, "How pathogen cues shape impressions of foods: the omnivore's dilemma and functionally specialized conditioning"

- Brian M. Bird, Valeska S. cid Jefre, etc, "Does the facial width-to-height ratio map onto variability in men's testosterone concentrations", 2016.

- Andrea Zuniga, Richard J. etc, "Diet quality and the attractiveness of male body oder", 2016.

- Tina Ronn, "A six months exercise intervention influences the genome-wide DNA Methylation pattern in human adipose tissue"

- Trevathan, 《Evolutionary Medicine and Health》

- D. Lukas and E. Huchard, "The evolution of infanticide by males in mammalian societies", 〈science〉, 14 november 2014, vol 346 issue 6211

- "Evolving Threat", 〈Nature〉, 2016

- "Redoxoma in Brazil", 〈Medical Express〉

- Mark Wolynn, "Inherited family trauma" "It didn't start with you"

- Joshep Stephen Breese Mors, 《The evolution diet》

- Wenda R. Trevathan E. O. Smith, James J. Mckenna, 《Evolutionary Medicine》

- Randolph M. Messe, George C. Williams, 《Why we get sick》

- Earl Mindell, 《Food as Medicine》

- Henry G. Bieler, 《Food is your best medicine》

- 무라카미 가즈오, 《잠자는 유전자를 깨워라》

- 딜런 에번스, 《진화 심리학》

- 네사 캐리, 《유전자는 네가 한 일을 알고 있다》

- 댄 리스킨, 《자연의 배신》

- 마이클 폴란, 《잡식동물의 딜레마》

- 더글러스 W. 모크,《살아남은 것은 다 이유가 있다》
- 리처드 도킨스,《눈먼 시계공》
- 리처드 도킨스,《이기적 유전자》
- 존 C. 애비스,《유전자의 변신 이야기》

**우리 몸은 아직
원시시대**